의대
인적성 면접

MMI 최종 모의 평가

시대에듀

의대 인적성 면접 MMI 최종 모의 평가

Always **with you**

사람의 인연은 길에서 우연하게 만나거나 함께 살아가는 것만을 의미하지는 않습니다.
책을 펴내는 출판사와 그 책을 읽는 독자의 만남도 소중한 인연입니다.
시대에듀는 항상 독자의 마음을 헤아리기 위해 노력하고 있습니다. 늘 독자와 함께하겠습니다.

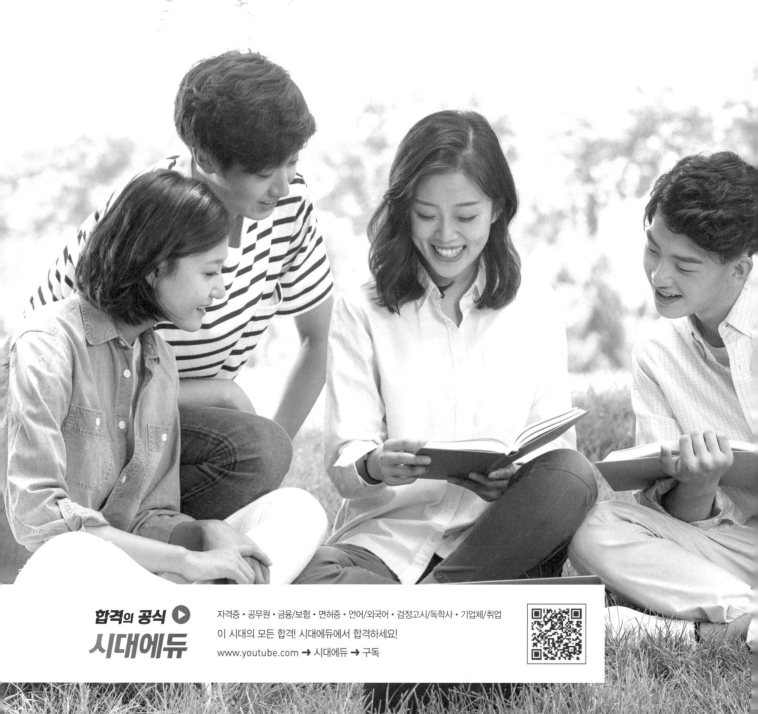

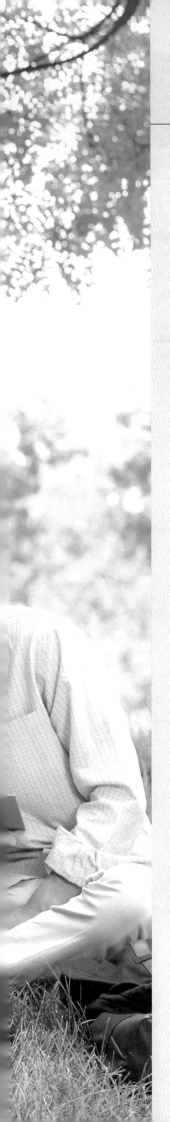

머리말

반갑습니다. 김윤환입니다.

MMI(Multiple Mini Interview), 다중 미니 면접은 소규모 면접이 연속적으로 이루어지는 방식의 면접을 말합니다. MMI는 수험자의 인성 및 판단 능력과 추론 능력을 파악하기 위해 시행합니다.

면접 평가는 수험생의 인성과 능력을 파악하는 요소로, 언어적 요인과 더불어 인상과 같은 비언어적 요인까지 종합적으로 고려하여 이루어집니다. 이 중 비언어적 요인은 발화자의 일상적인 습관과 태도를 무의식적으로 드러낸다는 점에서 수험자의 인성을 파악하는 데 유용합니다. 따라서 이를 고려하여 답변하는 연습을 많이 해 보는 것이 중요합니다.

또한, 면접을 연속하여 시행한다는 것은 수험생의 답변이 일관적이고 정합적인지 파악하겠다는 의도를 가집니다. 따라서 어떤 주제를 만나더라도 일관적으로 대응할 수 있는 자신만의 토대를 마련해야 합니다.

현재 각 대학들은 MMI를 의대 입시에 반영함으로써 논리적 사고력, 인성, 종합적 판단력을 평가하고 있습니다. 하지만 이를 대비하기 위한 교재는 부족한 실정입니다.

물론 각 대학의 MMI 기출문제는 문제의 형식이나 난이도, 유형을 살펴볼 수 있는 유용한 자료이지만 그 수가 한정적이므로 수험자 입장에서는 부족함을 느낄 수밖에 없습니다.

이와 같은 상황이 안타깝게 여겨져 보다 완벽하게 실제 시험에 대비할 수 있도록 기출문제의 유형을 분석하고, 다양한 주제의 모의 면접 질문을 수록하여 이 책을 출간하였습니다.

의대 인적성 면접 MMI를 준비하는 학생들에게 이 책이 도움이 되기를 바랍니다.

아토즈 논술 · 구술 아카데미 김윤환 드림

MMI(다중 미니 면접) 소개

◇ MMI(다중 미니 면접)의 목적

대학 입시 전형에 MMI(Multiple Mini Interview) 유형을 도입하고 시행하는 주요한 목적은 다음과 같습니다.

❶ 수험자의 '인성' 파악

❷ 수험자의 '추론 능력' 파악

◇ MMI(다중 미니 면접)의 대비 방법

'인성'이라는 개념은 수험자의 인생 목표나 중요하게 여기는 가치, 의사 결정 능력 및 방향을 비롯하여 인간이 살아가면서 지키는 삶의 태도 등 다양한 의미를 함축합니다.

의과 대학에서 이를 파악하고자 하는 이유는 수험자가 의사로서 갖추어야 할 인성을 갖추었는지 확인하고, 함께 일하는 동료로 받아들이기에 어렵지 않은지 판단하기 위해서입니다. 이를 고려하여 수험자는 자신의 답변이 상대방(즉 면접관)에게 어떤 의미로 전달될 것인지 고민해야 합니다.

'추론 능력'의 핵심은 '근거를 제시하고 결론을 논증하는 능력'이라고 이해할 수 있습니다. 시험에서 '결론'이 출제 의도에 부합하는 '답'이라면, '근거'는 그 답이 어떻게 도출되었는지에 대한 '해설이자 설명'에 해당합니다.

일반적으로 상대를 설득하거나 상대에게 자신의 견해를 이해시키기 위해 근거를 제시합니다. 이를 면접에 대입해 보면, 수험자는 자신이 도출한 답을 면접관에게 이해시키고 자신의 견해가 타당하다는 것을 증명하고 설득해야 합니다. 이에 유의하여 수험자는 단순히 답을 제시하는 데 그치지 않고, 근거를 함께 제시하는 습관을 길러야 합니다.

◇ MMI(다중 미니 면접)의 평가 방식

❶ **평가 방식**: 3~5실 이동식 개별 평가

❷ **평가 방법**: 1실당 기본 점수 및 추가점을 부여하는 방법

❸ **평가 시간**: 1실당 10~15분

❹ **평가 문항**: 1실당 최소 1개 이상

MMI(다중 미니 면접)의 유형

" MMI는 크게 두 가지 유형으로 나누어 볼 수 있습니다. "

1. 제시문 유형

하나는 '제시문 유형'으로, 제시문에 담긴 논점들을 파악하고 이들 간의 논리적 · 인과적 · 상관적 관계를 고려하여 문제에 답하는 것입니다.

해당 유형은 제시문의 형태에 따라 각각 '줄글 제시문'과 '도표 제시문' 두 유형으로 구분됩니다. 줄글 제시문 유형은 주어진 시간 내에 긴 글을 빠르게 독해한 후 문제에 답하는 기본 형태를 갖추고 있고, 도표 제시문 유형도 유사하게 주어진 시간 내에 빠르고 정확하게 자료를 분석한 후 답변을 해야 합니다.

이때 주의할 점은 제시문 유형은 수험자의 지식을 측정하기 위해 출제되는 유형이 아니라는 점입니다. 배경지식은 글을 이해하는 데 도움이 되지만 답을 제시하는 데 활용되어서는 안 됩니다. 즉, 제시문 유형은 수험자에게 마치 요리의 재료를 미리 제공한 후 이를 바탕으로 요리를 완성하라는 시험 유형으로 이해해야 합니다. 따라서 수험자는 제시문을 독해하면서 전체 출제 의도를 파악하는 데 총력을 기울여야 합니다.

2. 상황 제시 유형

다른 하나는 '상황 제시 유형'으로, 문제 상황을 파악하고 이를 해결하기 위한 수험생 본인만의 답과 근거를 정리하여 답하는 것입니다.

상황 제시 유형은 문제 상황의 양상에 따라 각각 '문제 해결 및 상황 판단 유형'과 '윤리적 딜레마 유형'으로 구분됩니다. 딜레마 상황은 선택해야 하는 방향 중, 그 어느 쪽을 선택해도 바람직하지 못한 결과가 나오게 되는 곤란한 상황을 말합니다. 따라서 딜레마 유형에 답을 할 때는 문제 상황에서 어떤 선택을 하는지보다 왜 그 선택을 하게 되었는지를 논리적으로 설명하는 것이 더 중요합니다.

반면, 문제 해결 및 상황 판단 유형은 최선의 결정을 내리는 과정이 일정 부분 제한되어 있습니다. 그러므로 수험자는 주어진 문제 상황이 딜레마적 상황인지 아닌지 빠르게 파악해야 합니다.

또한, 각 유형은 의료 영역과 비의료 영역 모두에서 출제되므로 수험생들은 폭넓은 가치관과 추론적 사고를 연습해야 합니다.

MMI(다중 미니 면접) TIP

> **모든 면접이 마찬가지지만, 특히 여러 차례의 면접이 시행되는 MMI일수록 다음 세 가지를 반드시 기억해야 합니다.**

Tip 01

문항에서 물어보는 바가 무엇인지 정확하게 이해해야 합니다. 이는 문제를 잘 읽는 것과 더불어 면접관의 말을 잘 경청하는 것을 포함합니다. 다른 시험 유형과 달리 면접 유형은 '면접관과의 상호 작용'을 전제로 합니다. 그러므로 수험자는 주어진 문제가 면접관이 던진 질문이라고 이해한 후 그에 맞는 답을 제시해야 하는 것입니다.

Tip 02

두괄식 구성을 취해야 합니다. 면접 유형의 여러 특징 중 하나는 '답의 휘발성이 높다'는 것입니다. 수험자는 면접관에게 자신이 주어진 문제에 관한 답을 하고 있음을 주기적으로 상기시켜야 합니다. 이를 위해 수험자가 발화하는 첫 문장은 답에 해당하는 문장이어야 하며, 답변 도중에도 유사한 문장을 반복하는 습관을 익히는 것이 바람직합니다. 이는 면접관뿐만 아니라 수험자 본인에게도 유익합니다. 왜냐하면 많은 수험생이 답변하면서 논점을 이탈하는 것을 방지해 주기 때문입니다.

Tip 03

답에 대한 근거는 주어진 제시문이나 문제 상황을 벗어나지 않도록 주의해야 합니다. '상황 제시 유형'에 답변하면서 많은 수험생이 저지르는 실수가 있습니다. 바로 주어진 구체적 문제 상황과 연관성이 떨어지는 내용을 언급하는 것입니다. 면접을 통해 파악하고자 하는 수험자의 능력은 추론 능력이지 연상 능력이 아닙니다. 단순히 확장적으로 연상하여 답변 시간과 분량을 채우는 습관은 지양해야 합니다.

MMI 실시 대학별 모집 요강

대 학	전 형		모집 단위	모집 인원	수능 최저	면접 일정
건양대	학생부 교과	일반학생[최저]	의학과	13	○	2024.12.06.(금)
		지역인재[최저]		50		
		지역인재[기초]		3		
		농어촌학생		2		
		일반학생[면접]		5	×	2024.10.11.(금)
		지역인재[면접]		15		
경희대	학생부 종합	네오르네상스	의예과	29	○	2024.12.01.(일)
			치의예과	21		
			한의예과	22		
계명대	학생부 교과	일반	의예과	10	○	2024.11.16.(토)
		지역		25		2024.11.17.(일)
		지역기회균형		2		2024.11.16.(토)
		면접		6		2024.11.30.(토)
	학생부 종합	일반		4		2024.11.23.(토)
		지역		6		2024.11.24.(일)
고신대	학생부 교과	일반고	의예과	30	○	2024.11.16.(토)
		지역인재		50		
		지역인재 기회균형		2		
		농어촌		3		
가톨릭대	학생부 교과	지역균형	의예과	10	○	2024.11.23.(토)
	학생부 종합	가톨릭지도자추천		2	×	2024.11.30.(토)
		학교장추천		25	○	
대구가톨릭대	학생부 교과	교과	의예과	10	○	2024.11.16.(토)
		지역교과		38		
		지역기회균형		2		
		농어촌		2		
	학생부 종합	지역종합		12		2024.11.17.(일)
서울대	정원 내	일반	수의예과	17	×	2022.11.23.(토)
			의예과	49		
		지역균형	수의예과	6	○	2024.11.30.(토)
			의예과	39		
		기회균형특별(사회통합)	수의예과	2	×	
			의예과	7		
성균관대	학생부 종합	탐구형	의예과	50	×	2024.12.01.(일)
아주대	학생부 종합	ACE	의학과	40	○	2024.12.07.(토)
울산대	학생부 교과	지역교과	의예과	33	○	2024.11.16.(토)
	학생부 종합	잠재역량		34		2024.11.30.(토)
		지역인재		30		2024.11.23.(토)
		지역인재(기초생활/차상위)		3		
인제대	학생부 교과	지역인재 I	의예과	30	○	2024.11.30.(토)
		지역인재(기초생활수급권자)		3		2024.11.23.(토)
		의예·약학		27		
		기초생활수급권자		4		2024.10.26.(토)
한림대	학생부 종합	학교생활 우수자	의예과	43	○	2024.12.05.(목)
		지역인재 / 지역인재		19		
		지역인재 / 기초생활		3	×	
		농어촌		3		

※ 모집 전형의 세부 사항은 변경될 수 있으니 반드시 대학별 입시 홈페이지에서 확정된 모집 요강 및 공고를 반드시 확인하세요.

MMI 실시 대학별 모집 요강

◇ 건양대

❶ 면접관 2∼3인 대 지원자 1인

❷ 면접 준비실에서 면접 준비 자료 탐독 및 답변 준비 시간 제공

❸ 인성(30)＋발전 가능성(30)＋전공 적합성(40)을 종합 평가하는 다수의 면접실 운영

❹ 전공 적합성 문항은 국어, 수학, 영어, 사회, 과학 및 기타 교과에 해당하는 과목 중 고교 교육과정에 해당하는 정도의 수준으로 문항을 출제할 수 있음

❺ 인성 문항은 고교 교육과정, 학교생활 동안에 사례, 기타 윤리적 문제에 대한 상황에 대한 질문으로 출제할 수 있음

◇ 경희대

❶ 수험생의 면접 준비 부담 완화를 위해 의학계열 모집단위 출제문항 면접 폐지

❷ 학생부종합(네오르네상스)전형에서 선발하는 모든 학과는 서류 확인 면접만 진행

❸ 개인 면접으로 면접관 2인 대 지원자 1인, 10분 내외

평가 항목		평가 내용
인성(50)	가치관 및 태도	창학 이념 적합도(창의적인 노력, 진취적인 기상, 건설적인 협동)
	의사소통 능력	공감 능력, 표현력
전공 적합성(50)	전공 기초 소양	전공 적합성, 학업 역량
	논리적 사고력	논리력, 사고력

◇ 계명대

❶ 3개의 고사실 운영

❷ 총 30분 내외(면접실 당 10분씩)

❸ 면접관 2인 이상 대 지원자 1인

평가 항목	평가 내용
인성	관용, 배려, 포용, 개방성
상황	가치관과 태도, 문제 해결 능력
모의 상황	의사소통 능력, 대인 관계 능력

◇ 고신대

❶ 대면(지역인재 기회균형, 농어촌), 비대면(일반고, 지역인재) 실시간 동영상 업로드

❷ 인성 및 공동체 의식＋전공 적합성＋의사소통 능력 평가

◇ 가톨릭대

❶ 면접관 2인 대 지원자 1인, 20분 내외

❷ 상황 숙지를 위한 시간을 별도 부여

❸ 전공 적합성(50)＋인성(30)＋발전 가능성(20) 평가

◈ 대구가톨릭대

❶ 면접관 2인 대 지원자 1인, 10분 내외
❷ 서류 평가(1단계)에 참여한 위촉 사정관 1명이 면접에 참여하여 서류 평가와의 연계성 및 공정성 제고

평가 항목		평가 내용
인성(40)		• 긍정적 인성 및 가치관 – 사회성 및 사회 적응성 정도, 도덕적인 이해와 도덕적 정서 정도 종합적 평가 – 자아 및 미래 가치관의 방향과 논리의 범위 및 관점의 성숙도 정도 종합적 평가
창의성	사고력(10)	• 논리적이고 창의적인 사고 – 논리적 사고와 창의적 사고를 주로 평가하되, 논리 전개의 체계와 독특한 관점에서 아이디어 창출 정도 종합적 평가
	미래 지향성(10)	• 구체적인 지원 동기 및 학업 계획의 이해 – 학과(전공) 관련 기본 개념 지식의 이해 정도, 전공 선택의 동기 및 열의, 학업 이수 계획의 성취 가능성 등 종합적 평가
공동체성(20)		• 학생부 기재 활동 및 내용 – 학교생활기록부에 기재된 창의적 체험 활동(배려, 소통, 협동, 봉사 활동 등) 일치 확인, 활동 내용과 전공에 대한 관심의 정도 평가
종합 평가(20)		• 이해력과 자기표현 능력 – 의사소통 능력: 이해력과 표현력을 주로 평가하되, 질문에 대한 이해 정도와 적절한 어휘를 통한 표현 능력 정도 종합적 평가 • 품위 및 안정감 – 용모, 용의, 말씨, 면접 태도 등을 통한 품위와 안정감의 정도 종합적 평가

◈ 서울대

❶ 의학
- 의학을 전공하는 데 필요한 자질, 적성과 인성을 평가함
- 상황/제시문 기반 면접과 서류 기반 면접을 복수의 면접실에서 진행함(60분 내외)

❷ 수의학
- 수의학을 전공하는 데 필요한 자질과 적성과 인성을 평가함
- 다양한 상황 제시와 생명과학과 관련된 기본적인 학업 소양을 확인함
- 면접실 당 10분씩 총 5개 면접실에서 진행함(50분 내외)
  ※ 상황 숙지를 위한 답변 준비 시간을 별도로 부여할 수 있음

◈ 성균관대

❶ 단계별 10분 내외 면접(준비 2분, 면접 7분)
❷ 면접관 2~3인 1조

MMI 실시 대학별 모집 요강

◇ 아주대

❶ 면접관 2인 이상 대 지원자 1인
❷ 면접 시간은 총 20분 내외(윤리 의식 등 인성을 확인하기 위한 면접 진행)
❸ 지원자의 제출 서류를 바탕으로 개별 면접 질문 도출

평가 항목	평가 내용
서류 신뢰도(80)	• 서류 기반에 따른 진위 여부, 성취 등 • 활동 과정, 노력 결과, 경험 확인
의사소통 능력, 태도(20)	• 질문 이해 및 논리적 답변 • 면접 태도

◇ 울산대

❶ 총 45분 내외, 다대일 다면 평가
❷ 의학을 전공하는 데 필요한 적성 및 인성을 평가하며 제시문에 영어가 활용될 수 있음
❸ 다양한 상황 제시 및 제출 서류 기반 면접을 복수의 면접실에서 진행함
❹ 상황 숙지를 위한 시간을 별도로 부여할 수 있음

◇ 인제대

❶ 면접관 2인 대 지원자 1인
❷ 총 60분 내외(면접실 당 10분씩)
❸ 면접실 밖에서 2분간 제시문을 읽고 답변 준비 후 면접실에서 8분간 면접
❹ 좋은 의사로 성장할 수 있는 잠재력과 인성 평가

◇ 한림대

❶ 대면 블라인드 면접
❷ 면접관 2인 대 지원자 1인, 총 30분 내외(면접실 당 10분씩)

평가 항목	평가 내용
인성(40)	관용, 배려, 포용, 개방성
상황(30)	가치관, 태도, 문제 해결 능력
모의 상황(30)	의사소통 능력, 대인 관계 능력

※ 면접 평가 진행 방식 관련 세부 사항은 변경될 수 있으니 반드시 대학별 입학처 홈페이지를 확인하세요.

이 책의 구성과 특징

유형편

유형 4 윤리적 딜레마

해설 31쪽

1 의료 영역

※ 주어진 상황을 읽고 아래 문항에 답하시오.

제시문

노령의 환자 A가 복부 통증을 호소하며 외래 진료 중인 당신에게 찾아왔다. 일반 외과 전문의인 당신은 보호자로 온 환자의 자녀에게 동의를 구한 후 복통이 심한 환자 A를 우선 입원하도록 하였다. 당신은 환자 A의 혈색이 눈에 띄게 좋지 않아 보여 복부 CT 검사를 진행하였는데, 그 결과 췌장암 말기로 진단되었다. 그리고 환자 A에 대한 당신의 의학적 소견에 따르면, 환자의 남은 수명은 1년 미만일 것으로 파악된다. 이 결과를 환자에게 전달하기 위해 환자의 보호자를 먼저 불러 진단 결과를 설명하였는데, 설명을 들은 보호자는 환자에게 진단 결과를 말하지 말아 달라고 요청하였다. 보호자는 평소 작은 상처나 질병에도 민감하게 반응하는 환자의 평소 성격을 고려하면, 진단 결과로 인한 정서적 고통을 환자가 감당하지 못할 것이라고 말하였다. 설령 진단 결과를 환자에게 알리더라도 남은 수명이 1년 미만이라는 의학적 소견만은 전하지 말아 달라고 요청하였다.

문항 1

시험 유형 분석하자!

입시 전문가인 김윤환 선생님이 엄선한 다양한 문제를 바탕으로 MMI의 유형을 파악하고, 완벽하게 실전에 대비해 봅시다.

모의 면접

제 1 회 의대 인적성 모의 면접 ⏱ 문제 수: 4문제 / 면접 시간: ___분

해설 42쪽

1

※ 2분 이내로 주어진 제시문을 읽고 아래 문항에 답하시오.

제시문

부모의 사랑에는 두 가지 측면이 있다. 받아들이는 사랑과 변화시키는 사랑이다. 둘 중 한 측면이 과해지면 다른 한 측면이 그 과함을 바로잡는 역할을 해 준다. 그러나 요즈음 지나치게 의욕적인 부모들은 변화시키는 사랑에 열중하는 경향이 있다. 아이에게 온갖 것들을 성취해야 한다고 요구하면서 아이가 완벽해지길 바라는 것이다.

강화 찬성론자들은 아이의 능력을 교육으로 향상시키는 것과 생명 공학을 통해 유전적으로 향상시키는 것이 원칙적으로 아무런 차이가 없다고 주장한다. 한편, 강화 비판론자들은 그 둘이 완전히 다르다고 주장한다. 그들은 유전적 구성을 조작하여 아이를 강화하려는 시도가 우생학을 연상시킨다고 말한다. 이런 상반된 관점은 유전적 강화(genetic enhancement)의 도덕적 지위를 명확히 하는 데 도움을 준다. 유전 공학으로 자녀를 강화하려는 시도는 교육 및 훈련과 더 비슷한가? 아니면 우생학과 더 비슷한가?

하버마스는 자유주의의 원칙인 자율성과 평등성에 위배된다는 이유로 자녀의 자질을 강화하기 위한 유전학적 개입에 반대한다. 그런데 아이의 자율성에 미치는 영향이 어떻든 간에, 우연성을 제거하고 출생의 신비를 정복하려는 욕구는 자녀에 대한 부모의 무조건적 사랑이라는 규범이 지배하는 사회에서의 양육의 의미를 오염시킨다. 설령 아이에게 ...

실전 면접 대비하자!

실제 면접 방식으로 구성한 문제를 통해 실전 연습을 하며 실력을 길러 봅시다.

해설편

3 문제 해결 및 상황 판단 (의료 영역)

01 제시문 내용 확인

제시문

자정이 다 되어가는 시각, 40대 남성 환자 A는 주취 상태로 응급실에 방문하였다. 응급실 의사 B(주제 1)는 환자 A(주제 2)가 걷거나 말을 하는 데 큰 이상이 없는 경증이라고 진단하였고, 이에 환자 A의 치료 순서를 뒤로 미루었다(주제 1의 행위). 다른 환자의 응급 처치를 마친 의사 B가 환자 A를 치료하기 위해 다가왔을 때, 환자 A는 의사 B의 얼굴을 가격하면서 욕설을 퍼붓는 등 소란을 피우기 시작했다(주제 2의 행위). 환자 A의 체격이 크고 건장했기 때문에 여러 사람이 힘을 합해야 겨우 그를 진정시킬 수 있는 상황이었으며, 이로 인해 응급실 업무가 원활히 진행되지 않고 잠시 마비되었다.

* 당신이 현재 의사 B와 함께 응급실에서 근무하고 있었다고 가정한 후 아래 문항들에 답하시오.

* 출처

· 한겨레 신문, "경찰 '의식 있는 주취자도 응급실로 보내겠다'", 장나래 기자, 2023.05.17. 부분 발췌 및 재구성
· SBS 뉴스, "한국에만 있다는 주취자 응급 센터, 이대로 괜찮을까", 김해빈 기자, 2023.04.06. 부분 발췌 및 재구성

문항 2

위와 같은 문제 상황이 앞으로도 반복되지 않도록 해결하는 방안을 제시하시오.

(1) 문제 상황의 쟁점
  ① 환자의 의료진 폭행
  ② 응급 환자가 아닌 주취자의 응급실 대기

(2) 문제의 원인 제시
  ① 주취자를 응급 의료 센터로 인계하는 우리나라의 관습적 대처
  ② 응급실에서 폭력 문제가 발생하더라도 이에 대처할 수 있는 관련 법률이 부족

(3) 문제의 원인에 따른 해결방안 제시
  ① '주취자 응급 의료 센터' 설치의 필요성을 검토
  ② 응급 의료에 관한 법률 및 관련 대응 매뉴얼 숙지 교육

03 예시 답안

문항 1

제시문에 나타난 문제 상황은 환자가 술에 취한 상태에서 소란을 피우고 의료진을 폭행하면서 응급실의 정상적인 운영을 방해하는 상황입니다. 환자 A는 주취 상태로 응급실을 방문하였고, 의사 B는 그를 경증으로 진단하여 치료 순서를 뒤로 미루었습니다. 이로 인해 환자 A는 응급실 내 소란을 피우고 의사 B를 폭행하는 등 응급실 마비 상황을 야기하였습니다. 이러한 상황에서는 크게 두 가지 문제가 발생하였다고 이해한 ...

답안을 분석하고 논리를 정립하자!

김윤환 선생님의 문항 분석과 예시 답안을 수록했습니다. 선생님의 답안과 자신의 답안을 비교하면서 논리를 정립해 봅시다.

이 책의 차례 CONTENTS

의대 인적성 면접
MMI 최종 모의 평가

유형편

1 의료 영역

※ 2분 이내로 주어진 제시문을 읽고 아래 문항에 답하시오.

제시문

(가)

장자의 아내가 죽어서 혜자가 조문하러 갔더니 장자는 다리를 뻗고 철퍼덕 앉아 동이(일종의 악기)를 두드리며 노래를 부르고 있었다. 혜자가 이렇게 말하였다. "함께 늙도록 연륜을 쌓다가 아내가 죽었는데도 동이를 두드리며 노래까지 하다니 너무 심하지 않은가!" 장자가 이렇게 말하였다. "그렇지 않네. 이 사람이 처음 죽었을 때에 난들 어찌 슬프지 않았겠는가! 그 삶의 처음을 살펴보았더니 본래 삶이 없었고, 뿐만 아니라 본래 형체도 없었고, 뿐만 아니라 본래 기조차 없었네. 삶이 이러저러했다가 지금 또 변화해서 죽음으로 갔으니 이것은 마치 사계절의 운행과 같네. 저 사람이 천지의 큰 집에서 편안히 쉬고 있는데 내가 시끄럽게 떠들면서 사람들의 관습을 따라 울어대는 것은 천명을 알지 못하기 때문이라고 여겼기에 그만둔 것이라네."

(나)

우리가 누구를 사랑하든 언젠가는 그 사람과 이별을 해야 하고 상실의 쓰라림과 고통을 견뎌 내야 한다. 우리 자신을 포함한 모든 것이 어느 시점에선가 죽음의 파도에 쓸리게 되어 있다. 따라서 문학의 반복적인 주제가 이별과 상실과 죽음인 것도 놀라운 일은 아니다. 사회는 우리에게 늘, 죽음을 성공적으로 애도하고 미래를 향해 나아가기를 요구한다. 그 사람의 부재를 슬퍼하되 과도하게 집착하지는 말고, 일정한 기간이 지나면 훌훌 털고 일어나 새로운 대상을 찾아 관계를 맺으라고 요구한다. 그런데 한 번쯤 뒤집어 생각해 볼 필요는 있을 듯하다. 새 삶을 사는 것은 결국 떠나고 없는 사람을 비워 내는 것이니 비정한 것이 아닐 수 없다. 살기 위해서라지만 비정한 것은 비정한 것이다. 어쩌면 사랑했던 사람에 대한 슬픔에는 끝이 없어야 하며 그것이 어쩌면 진정한 애도일지도 모른다.

(다)

2018년 3월 미국 앨라배마에서 사는 '트렌턴 맥틸리'라는 소년은 차량 전복 사고로 인해 응급 수술을 받았지만, 결국 뇌사 상태에 빠졌다. 의료진은 그 소년에게 사실상 사망 판정을 내렸고, 부모는 의료진의 권유로 장기를 기증하기로 결정하였다. 그런데 생명 유지 장치를 중단하기 직전 소년은 기적적으로 회생하였다. 우리는 이 사례를 어떻게 생각해야 할 것인가? 인간의 지적 능력은 경험적으로 한계가 있다. 그리고 그 지적 능력에서 나오는 모든 판단과 결정이 언제나 옳을 수는 없다. 이러한 측면에서 의료 전문가들은 이 지적 한계를 겸허하게 받아들이고, 생명을 존중하는 <u>윤리적 태도</u>를 보여 주어야 한다.

| 문항 1 |

제시문 (가)와 (나)에 드러난 사랑하는 사람의 죽음에 대한 태도를 비교하시오.

| 문항 2 |

제시문 (나)의 관점에서, 제시문 (다)에서 제시한 부모의 심정을 상상하고 그 내용을 설명하시오.

| 문항 3 |

제시문 (다)의 밑줄 친 '윤리적 태도'에 해당하는 구체적 내용을 두 가지 이상 제시하시오.

※ 1분 이내로 주어진 제시문을 읽고 아래 문항에 답하시오.

제시문

다른 의학 분과와 달리 정신 건강 의학과는 환자의 의사에 반한 치료를 강제할 권한을 가지는 경우가 있다. 누군가는 이를 분명히 잘못된 일이라고 비판하지만, 치료를 받지 않은 채 조현병을 앓는 사람의 고통을 보면 그런 말을 쉽사리 할 수 없다. 정신 질환을 앓는 사람은 자신이 아프지 않다거나 치료를 받아도 별 도움이 되지 않는다고 생각할 수 있다. 이에 대부분의 자유 민주주의 국가에서는 인도적인 이유로 정신 건강과 의사가 치료를 강제할 권한을 행사할 수 있는 절차를 마련해 놓았다. 정신 질환이 있는 사람은 자신의 의지에 반하더라도 관련 시설에 수용될 수 있는데, 이는 치료뿐 아니라 타인의 안전을 위한 것이기도 하다. 물론 이런 절차는 인도적으로 이루어져야 한다. 하지만 이 절차와 권한은 남용될 소지가 있는데, 독재 정권은 이를 이용하여 정치적 이견을 정신 질환으로 진단해 오기도 하였다. 그러나 해당 절차와 권한의 남용 문제는 비단 억압적인 사회에서만 발생하는 것은 아니며, 환자의 자유가 보장되는 절차가 존재하는 사회에서도 역시 이런 일이 발생하곤 한다.

| 문항 1 |

제시문의 내용을 두 문장 이내로 요약하시오.

| 문항 2 |

밑줄 친 '이런 일'에 해당하는 문제 상황을 한 가지 이상 제시하시오.

| 문항 3 |

[문항 2]에서 제시한 문제 상황을 해결할 수 있는 방안을 제시하시오.

※ 1분 이내로 주어진 제시문을 읽고 아래 문항에 답하시오.

제시문

사람들은 '정상적' 행동이라는 공약수를 함께 가지면서 흔히 '정상적'이라는 그들의 묘사가 보편적이라고 생각한다. 정상적인 행동에 관한 묘사는 어떤 행동 유형이 적절하다는 평가로까지 이어지며, 특정 행동이 비판받는다면 이는 정상으로부터의 일탈을 의미하게 된다. 예컨대 유럽계 미국 문화에서 존경과 존중을 표하는 한 가지 방식은 대화 시 시선을 연결하는 것이다. 직접적인 시선 연결이 없고 간접적으로만 시선을 향하면 이는 어떤 이에게는 경멸이나 비난의 의미로 해석되기도 한다. 반면, 아시아계 미국 문화에서 직접적인 시선 연결은 무례한 것으로, 간접적인 시선 연결은 존경을 표하는 것으로 간주되기도 한다. 양쪽 문화에서 각각 정상적으로 간주되는 행동과 그 문화적 정의에 대해 무지하다면, 한 문화만을 습득한 이에게 상대 문화는 비정상적인 것으로 간주되거나 비판의 대상이 되기 쉬우며, 또한 자기 문화에 속한 다른 이에게 상대 문화를 소개하거나 설명하는 과정에서는 비정상적인 행동으로 치부될 가능성이 높다. 이처럼 <u>정상성에 관한 공유된 믿음</u>은 전문가들에게서도 드물지 않게 나타나며, 어떤 전문성이 요구되는 상황에서 전문가들은 자신의 편파적인 신념과 지식을 어느새 정상적인 것으로 둔갑시키기도 한다.

| 문항 1 |

제시문의 내용을 두 문장 이내로 요약하시오.

| 문항 2 |

밑줄 친 '정상성에 관한 공유된 믿음'으로 인해 야기될 수 있는 문제를 한 가지 예상하여 제시하시오.

| 문항 3 |

[문항 2]에서 제시한 문제를 해결할 수 있는 방안을 제시하시오.

※ 2분 이내로 주어진 제시문을 읽고 아래 문항에 답하시오.

제시문

(가)

해외 원조를 늘리기 위해 일하는 사람은 다음과 같은 의견과 마주칠 수 있다. 우리는 우리 근처에 있는 사람들, 우리의 가족들을 돌봐야 하며, 그다음에는 우리나라의 빈곤한 사람들을, 그리고 그다음에야 멀리 있는 빈곤한 사람들을 돌봐야 한다는 주장이다. 의심할 여지 없이 우리는 본능적으로 우리에게 가까운 사람들을 먼저 돕는다. 그러나 문제는 우리가 보통 무엇을 먼저 하느냐가 아니라 우리가 마땅히 무엇을 먼저 해야 하는가이다. 대상과의 물리적 · 심리적 거리가 원조의 책무에 있어 결정적인 차이를 만들어 낸다는 견해를 정당화할 타당한 근거를 찾기는 어려워 보인다. 오히려 원조의 책무에서 차이를 만들어 낼 수 있는 기준으로 적합한 논리 중 하나는 모든 자원이 한정되어 있으므로 효과를 가장 크게 거둘 수 있는 곳에 한정된 자원을 활용하는 게 타당하다는 것이다. 미국에서 빈곤한 사람의 삶을 의미 있게 개선하려면 적어도 수천 달러가 드는 반면, 개발 도상국에서 빈곤과 관련된 질병으로 죽을 수도 있는 아이들의 생명을 구하는 데에는 천 달러도 들지 않는다.

(나)

'묵자는 차별 없는 사랑, 즉 겸애를 말하는데, 이것은 부모를 부정하는 것이며 부모를 부정하는 것은 마치 금수와 같다.' 이 문장은 『맹자』 등문공 하편에 수록된 것으로 맹자가 묵자의 겸애(兼愛) 사상을 비판하는 내용을 담고 있다. 그는 인간이라면 응당 자신을 있게 해 준 부모에 대해 특별한 감사와 사랑을 가져야 한다고 보았다. 즉, 나의 부모와 다른 이의 부모를 상이한 지위를 지닌 존재로 이해하고 차별적으로 대우해야 한다는 것이다. 이 같은 맹자의 별애(別愛) 사상은 자칫하면 가족 이기주의, 집단 이기주의의 토대가 된다고 비난받기도 한다. 그러나 나와 가까운 사람을 좀 더 편애하고 특별하게 사랑하는 행위가 정말 비난을 받아야 하는 것인지 생각해 보아야 한다. 만약, 내가 다른 이의 자식을 나의 자식과 동등하게만 대우한다면, 이 세상에서 오직 나만이 내 자식을 부양해야 하는 이유가 무엇인지 모호해진다. 달리 말하면, 만약 당신이 당신의 부모와 자식을 사랑한다면 그들은 당신에게 특별한 존재가 된다. 그리고 그 특별함은 당신의 부모와 자식에게 교환 불가능한 가치를 부여한다. 만약, 그 특별한 존재를 다른 무언가와 교환하는 것이 가능하다면, 그 존재는 당신에게 더 이상 특별하지 않은 것이다. 누군가에게 특별한 '누군가'는 그 자체로 소중하고 가치 있는 존재이다.

│ 문항 1 │

제시문 (가)와 (나)에 제시된 도덕적 책무의 범위와 적용 기준을 비교하시오.

│ 문항 2 │

제시문 (나)의 관점에서 제시문 (가)의 견해를 평가하시오.

│ 문항 3 │

제시문 (가)와 (나) 중 하나를 선택한 후 그에 대한 자신의 견해를 말하시오.

1 의료 영역

※ 1분 이내로 주어진 도표를 읽고 아래 문항에 답하시오.

자료 한국인의 개인 건강 관리 실태 및 인식 조사 결과

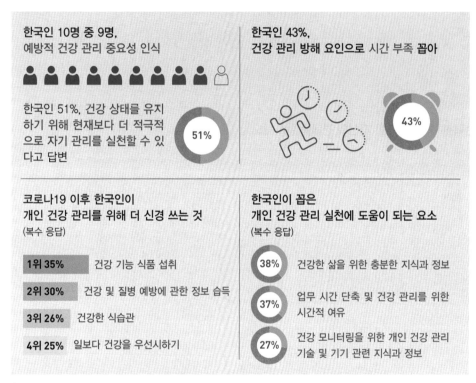

한국인 10명 중 9명,
예방적 건강 관리 중요성 인식

한국인 51%, 건강 상태를 유지
하기 위해 현재보다 더 적극적
으로 자기 관리를 실천할 수 있
다고 답변 **51%**

한국인 43%,
건강 관리 방해 요인으로 시간 부족 꼽아 **43%**

코로나19 이후 한국인이
개인 건강 관리를 위해 더 신경 쓰는 것
(복수 응답)

1위 35% 건강 기능 식품 섭취
2위 30% 건강 및 질병 예방에 관한 정보 습득
3위 26% 건강한 식습관
4위 25% 일보다 건강을 우선시하기

한국인이 꼽은
개인 건강 관리 실천에 도움이 되는 요소
(복수 응답)

38% 건강한 삶을 위한 충분한 지식과 정보
37% 업무 시간 단축 및 건강 관리를 위한 시간적 여유
27% 건강 모니터링을 위한 개인 건강 관리 기술 및 기기 관련 지식과 정보

* 해당 조사는 한국, 싱가포르, 태국, 인도네시아 4개국 4,000명을 대상으로 진행함.

출처: eMD Medical News, 2022.07.25.

| 문항 1 |

위 자료에서 주목할 만한 답변을 두 가지 언급하고, 그 이유를 설명하시오.

| 문항 2 |

위 자료를 참고하여 질병 발생을 예방하는 데 필요한 개인적 차원의 노력을 두 가지 이상 제시하시오.

질병 발생을 예방하는 데 필요한 정부 차원의 노력을 두 가지 이상 제시하시오.

※ 2분 이내로 주어진 자료를 읽고 아래 문항에 답하시오.

자료 최근 5년 12월 종별 시도별 허가 병상 수 현황

(단위: 병상, %)

종별	상급 종합 병원			종합 병원			병원			의원		
연도	2018	2022	증감율	2018	2022	증감율	2018	2022	증감율	2018	2022	증감율
소계	44,814	48,057	7.2	107,290	111,005	3.5	165,302	132,262	−20.0	62,863	53,350	−15.1
서울특별시	17,254	18,026	4.5	16,064	15,685	−2.4	18,950	16,943	−10.6	10,750	9,314	−13.4
부산광역시	3,843	3,016	−21.5	8,949	9,635	7.7	13,937	13,212	−5.2	4,182	3,505	−16.2
대구광역시	4,235	4,714	11.3	3,179	3,815	20.0	14,204	10,090	−29.0	2,864	2,948	2.9
인천광역시	3,151	3,209	1.8	4,984	5,320	6.7	7,300	5,572	−23.7	4,321	3,447	−20.2
광주광역시	1,931	1,929	−0.1	5,574	5,612	0.7	8,059	7,455	−7.5	2,575	2,305	−10.5
대전광역시	1,321	1,303	−1.4	4,066	3,942	−3.0	5,524	4,883	−11.6	2,852	2,280	−20.1
울산광역시		998		3,046	2,382	−21.8	4,042	2,395	−40.7	1,141	1,016	−11.0
세종특별자치시					651			73		330	351	6.4
경기도	5,040	5,078	0.8	20,786	23,871	14.8	29,020	25,700	−11.4	14,519	11,519	−20.7
강원도	851	1,664	95.5	4,726	3,656	−22.6	5,991	3,953	−34.0	1,914	1,544	−19.3
충청북도	818	792	−3.2	4,054	3,842	−5.2	4,653	3,834	−17.6	2,462	2,211	−10.2
충청남도	1,706	1,789	4.9	3,430	3,683	7.4	3,858	3,710	−3.8	2,829	2,367	−16.3
전라북도	1,865	1,994	6.9	3,922	4,108	4.7	9,228	5,903	−36.0	3,493	3,204	−8.3
전라남도	684	684	0.0	7,143	7,485	4.8	10,737	8,645	−19.5	2,389	2,129	−10.9
경상북도				7,811	7,804	−0.1	11,054	5,325	−51.8	2,503	2,077	−17.0
경상남도	2,115	2,861	35.3	7,292	7,294	0.0	17,964	13,775	−23.3	3,314	2,897	−12.6
제주특별자치도				2,264	2,220	−1.9	781	794	1.7	425	236	−44.5

출처: 건강 보험 심사 평가원, 청년의사 2023.05.06.

| 문항 1 |

[자료]를 분석하고, 이를 통해 알 수 있는 의료 기관 분포 양상에 관해 설명하시오.

| 문항 2 |

[문항 1]에서 설명한 의료 기관 분포 양상에 관한 자기 생각을 말해 보시오.

[문항 1]에서 제시한 의료 기관 분포 양상의 문제를 지적하고, 해결 방안을 제시하시오.

※ 2분 이내로 주어진 자료를 읽고 아래 문항에 답하시오.

자료 1 고도계를 이용한 평균 해수면 측정 결과

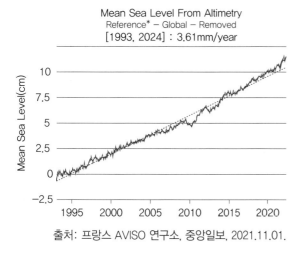

출처: 프랑스 AVISO 연구소, 중앙일보, 2021.11.01.

자료 2 170년간 전지구 지표면 온도 변화 추이

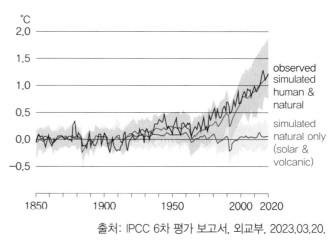

출처: IPCC 6차 평가 보고서, 외교부, 2023.03.20.

자료 3 교통수단별 온실가스 배출량

서울~부산 교통수단별 온실가스 배출량

(단위: kg, 이산화 탄소 환산)

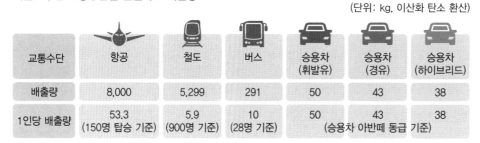

교통수단	항공	철도	버스	승용차 (휘발유)	승용차 (경유)	승용차 (하이브리드)
배출량	8,000	5,299	291	50	43	38
1인당 배출량	53.3 (150명 탑승 기준)	5.9 (900명 기준)	10 (28명 기준)	50	43 (승용차 아반떼 동급 기준)	38

출처: 한국 교통 안전 공단, 세계일보, 2019.11.02.

| 문항 1 |

[자료 1]과 [자료 2]를 보고 분석한 내용을 설명하시오.

| 문항 2 |

[자료 1]과 [자료 2]가 공통적으로 시사하는 문제점을 밝히고, [자료 3]을 참고하여 해결 방안을 제시하시오.

※ 2분 이내로 주어진 자료를 읽고 아래 문항에 답하시오.

자료 1 군집 정도에 따른 외부 위협 대응도

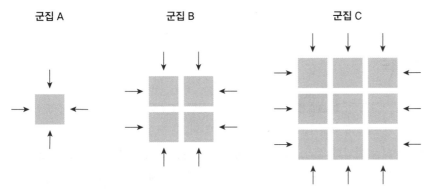

군집 A   군집 B   군집 C

* 각 화살표는 외부 위협을 의미함

자료 2 대한민국 부처별 국제 공동 · 위탁 연구 개발 과제 수 추이

(단위: 건, %)

구분	2017	2018	2019	2020	2021	증가율[주]
과학 기술 정보 통신부	278	203	268	292	114	−61.0
산업 통상 자원부	160	143	127	127	143	12.6
국토 교통부	46	45	48	39	15	−61.5
해양 수산부	26	28	21	20	9	−55.0
환경부	10	22	20	18	0	−100.0
기타 부처	103	32	32	38	10	−73.7
국제 공동 · 위탁 합계(A)	623	473	516	534	291	−45.5
연구 개발 과제 전체(B)	61,280	63,697	70,327	73,501	74,745	1.7
국제 공통 · 위탁 비중(A/B)	1.02	0.74	0.73	0.73	0.39	−

* 주: 2020년도 대비 2021년도 증가율

출처: 국회 입법 조사처 NARS 현안 분석

| 문항 1 |

[자료 2]를 보고 분석한 내용을 두 가지 이상 설명하시오.

| 문항 2 |

[자료 1]과 [자료 2]를 참고하여, 국내 연구 개발 현황의 문제점을 지적하고, 이를 해결하기 위한 노력을 제시하시오.

문제 해결 및 상황 판단

해설 22쪽

1 의료 영역

※ 주어진 상황을 읽고 아래 문항에 답하시오.

> **제시문**
>
> 당신은 소아 청소년과 전문의이며, 4년 동안 아토피 피부염을 앓고 있는 6세 남아 환자 A를 치료해 왔다. 그런데 진료를 받으러 병원에 방문한 환자 A의 상태를 확인한 결과, 다행히 환자 A는 별다른 고통을 호소하지 않고 있으나 증세가 악화되어 입원 치료를 시행해야 한다. 당신은 환자 A의 보호자에게 이 사실을 전해야 하는 상황이다.

| 문항 1 |

당신은 환자 A의 보호자에게 입원 치료가 필요하다고 말해야 한다. 이때 발생할 수 있는 문제를 예상하여 제시하시오.

| 문항 2 |

[문항 1]에서 예상한 문제를 해결하기 위해 유의해야 할 사항이 있는지, 있다면 그것이 무엇인지 제시하고 그 이유를 설명하시오.

| 문항 3 |

[문항 2]에서 제시한 유의 사항을 고려하여 예상한 문제의 적절한 해결 방안을 제시하시오.

※ 주어진 상황을 읽고 아래 문항에 답하시오.

제시문

당신은 일반 외과 전공의로, 선배인 의사 A와 함께 환자 B를 담당하고 있다. 며칠 전 외래 진료 환자 B는 최근 대변을 볼 때마다 검은색 핏덩이가 나온다고 설명하면서 내원하였다. 이에 의사 A는 환자 B를 진찰한 뒤 급성 항문 열창(치루)이라고 진단하고 해당 수술을 준비 중이다. 그런데 수술 전 혈액 검사를 시행한 당신은 환자 B의 혈색소 수치가 6.5g/dl로 정상 수치인 12~16.5g/dl에 크게 미치지 못하므로 내부 출혈을 의심해야 하는 상황임을 인지하였다. 이에 당신은 환자 B에게 내시경 검사를 시행해서 내부 출혈 발생 여부를 확인해야 한다고 주장하였으나, 의사 A는 자신의 의학적 진단이 맞다고 반박하면서 당신의 의견을 무시하고 수술을 준비하라고 말하고 있다.

| 문항 1 |

제시문에서 발생한 문제를 요약하여 제시하시오.

| 문항 2 |

[문항 1]에서 요약한 문제 상황을 해결하기 위해 유의해야 할 사항이 있는지, 있다면 그것이 무엇인지 제시하고 그 이유를 설명하시오.

| 문항 3 |

[문항 2]에서 제시한 유의 사항을 고려하여 발생한 문제의 적절한 해결 방안을 제시하시오.

※ 주어진 상황을 읽고 아래 문항에 답하시오.

제시문

당신은 오랜 친구였던 A와 함께 고등학교에 입학하였다. A와는 다른 반으로 배정받았지만, 여전히 쉬는 시간과 점심시간 등을 A와 보내며 잘 지내고 있었다. 그러던 어느 날, A가 자신의 반에서 친한 친구가 생겼다며 B를 당신에게 소개해 주었다. 취미와 관심사도 비슷한 B와 당신, 그리고 A는 금방 친하게 어울릴 수 있었다. 즐거운 1학년을 보내고 2학년이 되자 당신은 B와 같은 반이 되었지만 A는 혼자 다른 반으로 배정받았다. 점심시간에 A가 오길 기다리던 중, B가 갑자기 A에 관한 안 좋은 소문을 들었다면서 당신에게 그 소문을 전하려 하고 있다.

| 문항 1 |

당신은 친구 B가 전하고자 하는 친구 A에 관한 소문을 듣겠는가? 듣겠다면 혹은 듣지 않겠다면 그 이유는 무엇인가?

| 문항 2 |

당신은 친구 B와 있었던 일을 친구 A에게 전달하겠는가? 전달하겠다면 혹은 전달하지 않겠다면 그 이유는 무엇인가?

※ 주어진 상황을 읽고 아래 문항에 답하시오.

제시문

공동 주택에 살고 있는 A는 엘리베이터에서 만나는 이웃들에게 먼저 반갑게 인사하라는 부모님의 말씀을 잘 실천하고 있다. 10층에 사시는 할머니는 그런 A에게 항상 인사를 잘한다며 칭찬을 아끼지 않으신다. 그러던 어느 날, 학교에서 치른 시험 점수가 평소보다 너무 낮아 낙담하고 우울한 A는 집에 돌아오는 길에 엘리베이터 앞에서 만난 10층 할머니를 보고도 인사하지 않았다. 그러자 할머니는 A에게 그렇게 행동할 것이라면, 차라리 평소에도 인사하지 말라고 말씀하시면서 목소리를 높이셨다. 오늘 안 좋은 일이 생겨 기분이 좋지 않아 그랬다고 말하는 A의 말을 듣고도 할머니는 A를 더 꾸짖으려고 하신다.

│ 문항 1 │

A를 혼내려는 할머니에 대해 어떻게 생각하는가?

│ 문항 2 │

당신이 A라면 이 상황에서 어떻게 행동할 것인가? 그 이유는 무엇인가?

│ 문항 3 │

당신이 A라면 앞으로도 아파트 이웃들에게 먼저 인사하고 지내겠는가? 인사를 하겠다면 혹은 하지 않겠다면 그 이유는 무엇인가?

윤리적 딜레마

해설 31쪽

1 의료 영역

※ 주어진 상황을 읽고 아래 문항에 답하시오.

제시문

노령의 환자 A가 복부 통증을 호소하며 외래 진료 중인 당신에게 찾아왔다. 일반 외과 전문의인 당신은 보호자로 온 환자의 자녀에게 동의를 구한 후 복통이 심한 환자 A를 우선 입원하도록 하였다. 당신은 환자 A의 혈색이 눈에 띄게 좋지 않아 보여 복부 CT 검사를 진행하였는데, 그 결과 췌장암 말기로 진단되었다. 그리고 환자 A에 대한 당신의 의학적 소견에 따르면, 환자의 남은 수명은 1년 미만일 것으로 파악된다. 이 결과를 환자에게 전달하기 위해 환사의 보호자를 먼저 불러 진단 결괴를 설명하였는데, 설명을 들은 보호자는 환자에게 진단 결과를 말하지 말아 달라고 요청하였다. 보호자는 평소 작은 상처나 질병에도 민감하게 반응하는 환자의 평소 성격을 고려하면, 진단 결과로 인한 정서적 고통을 환자가 감당하지 못할 것이라고 말하였다. 설령 진단 결과를 환자에게 알리더라도 남은 수명이 1년 미만이라는 의학적 소견만은 전하지 말아 달라고 요청하였다.

│ 문항 1 │

당신은 환자 A에게 췌장암 말기 진단 결과를 말해야 한다고 생각하는가? 말해야 한다면 혹은 하지 않아야 한다면 그 이유는 무엇인가?

│ 문항 2 │

보호자의 실수로 환자 A가 자신이 췌장암 말기 진단을 받았다는 사실을 알게 되었다고 가정해 보자. 당신은 환자 A의 남은 수명이 1년 미만이라는 의학적 소견을 환자 A에게 말해야 한다고 생각하는가? 말해야 한다면 혹은 하지 않아야 한다면 그 이유는 무엇인가?

※ 주어진 상황을 읽고 아래 문항에 답하시오.

제시문

당신은 흉부외과 전공의로, 중환자실에 두 명의 환자 중 어떤 환자를 우선적으로 데려가야 하는지 결정해야 하는 상황에 놓여 있다. 환자 A는 64세 남성으로 교통사고를 당하였으며, 흉부 둔상으로 인한 심장 파열을 진단받아 어려운 응급 수술을 막 끝낸 상태다. 다른 질병이나 질환은 확인되지 않았으며, 의식을 회복하길 기다리고 있다. 그런데 응급 수술이 끝나도 환자 A의 보호자를 찾을 수 없었으며, 현재 환자의 향후 치료와 관련된 동의를 구하기 어려운 상태다. 한편, 환자 B는 37세 여성으로 폐암 3기 진단을 받았으며, 항암 치료 중 급성 폐 손상으로 인해 자발 호흡이 어렵고 의식이 희미한 상태다. 환자 B는 비흡연자로 비소세포 폐암(선암)을 진단받았으며, 환자 B의 보호자는 일전에 치료 방법이 무엇이든 동의하겠다는 의사를 당신에게 전하였다. 두 환자 모두 시간적 여유가 많지 않으므로 신속히 중환자실에 입원해야 하지만, 중환자실에 남아 있는 병상은 하나다. 그리고 밤이 깊은 새벽 시간이라 결정을 내릴 수 있는 사람은 현재 오직 당신뿐이다.

| 문항 1 |

당신은 환자 A와 B 중에서 누구를 먼저 중환자실에 데려가야 한다고 생각하는가? 그 이유를 설명하시오.

| 문항 2 |

만약 당신이 환자 A를 중환자실에 먼저 데려가기로 결정했다면, 환자 B의 보호자에게 당신은 어떤 말을 전하겠는가? 그 과정을 제시하고 이유를 설명하시오.

※ 주어진 상황을 읽고 아래 문항에 답하시오.

제시문

축구 선수 A는 약 20년간 우승하지 못한 팀의 주축 선수이자 주장으로서 활약해 왔다. 이번 시즌에 새롭게 합류한 선수 B의 뛰어난 활약 덕분에 A는 선수로서 처음으로 팀의 우승을 겨루어 볼 수 있는 컵대회 결승전에 올랐다. 팀을 응원하는 사람들은 우승에 대한 기대감에 부풀어 올랐고, 많은 언론의 기사들이 팀의 우승을 기대하고 응원하고 있다. 이에 사기가 오른 모든 팀원은 결승전을 위해 함께 노력하며 합을 맞추며 훈련하고 있다. 결승전 전날, 훈련이 시작하기 전 선수 B가 나오지 않아 선수 B를 찾으러 라커 룸으로 들어간 선수 A는 선수 B가 약물을 주사하고 있는 장면을 포착하였다. 훈련이 끝나고 검색해 보니 해당 약물은 선수 기량을 올려주는 강화 약물이었으며, 해당 약물의 투여 여부가 불법인지는 소송 진행 중이었다. 이 사실을 알게 된 선수 A는 팀의 우승을 위해 선수 B가 꼭 필요하다는 감독의 말을 상기하면서 고민에 빠지게 되었다.

| 문항 1 |

만약 당신이 선수 A라면 선수 B의 행동을 감독에게 알리겠는가? 알리겠다면 혹은 알리지 않겠다면 그 이유는 무엇인가?

| 문항 2 |

만약 당신이 선수 B라면 선수 A에게 어떤 말을 하겠는가? 그 이유는 무엇인가?

※ 주어진 상황을 읽고 아래 문항에 답하시오.

┤ 제시문 ├

당신은 평소 경제 사정이 어려워 고등학생 신분이지만 카페에서 아르바이트 일을 하며 생활비와 용돈을 버는 친구 A와 친하게 지내 왔다. 그런데 어느 날 친구 A는 일하던 카페에서 키오스크가 도입되면서 자신이 일자리를 잃게 되었다는 소식을 전하면서, 그 카페 주인에 대한 험담을 들어 달라고 하였다. 당신은 친구 A의 기분을 풀어주고자 친구 A의 이야기를 듣다가 친구 A가 일하던 카페가 사실은 당신의 어머니가 운영하시는 카페임을 알게 되었다. 당신은 고등학생 신분으로는 아르바이트 자리를 다시 구하기 어렵다는 친구 A의 말에 한편으로 공감하면서도, 당신의 어머니가 평소 카페 일로 힘들어 하시던 모습을 떠올리면서 난처해졌다.

│ 문항 1 │

당신은 친구 A가 일하던 카페가 당신의 어머니가 운영하시는 카페라는 사실을 알리겠는가? 알리겠다면 혹은 알리지 않겠다면 그 이유는 무엇인가?

│ 문항 2 │

만약 친구 A가 일하던 카페가 당신의 어머니가 운영하시는 카페라는 사실을 알리겠다고 결심했다면, 그 말을 어떻게 전달하겠는가?

│ 문항 3 │

친구 A의 사정을 잘 알고 있는 당신은 어머니에게 친구 A의 사정을 전하겠는가? 전하겠다면 혹은 전하지 않겠다면 그 이유는 무엇인가?

MEMO

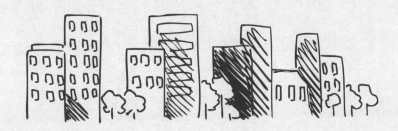

훌륭한 가정만한 학교가 없고,

덕이 있는 부모만한 스승은 없다.

– 마하트마 간디 –

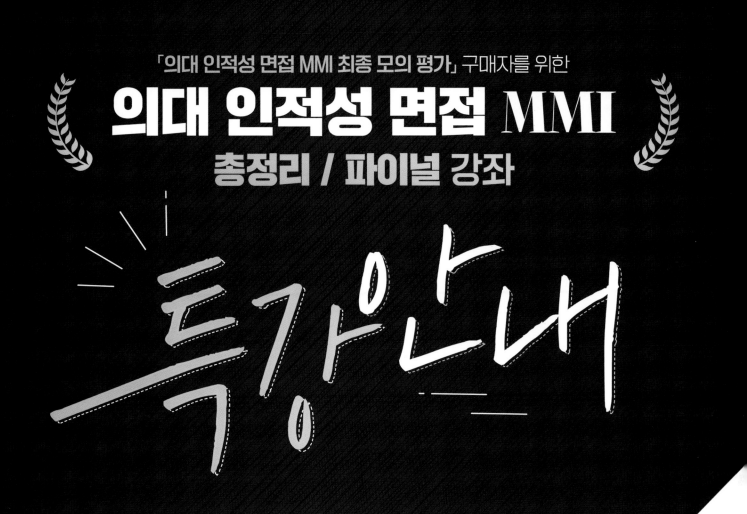

「의대 인적성 면접 MMI 최종 모의 평가」 구매자를 위한

의대 인적성 면접 MMI
총정리 / 파이널 강좌

특강안내

지난 10년간 많은 선배에 의해 검증된 구술면접 전문가 김윤환 선생님의 의대 인적성 면접 MMI 기본 개념 총정리 / 파이널 강좌 소식을 전합니다. 우리 책의 내용을 바탕으로 진행되며, 실전과 동일한 시뮬레이션을 통해 실전 감각을 기르는 수업입니다. 교재를 통해 스스로 공부하고 학습했던 내용들을 김윤환 선생님과 직접 정리할 수 있는 좋은 기회에 함께 하시기 바랍니다.

일시 '시대인재 목동학원'에 직접 문의해 주세요.

장소 시대인재 목동학원

대상 의대 인적성 면접 MMI를 준비 중인 학생

내용 김윤환 선생님의 직강으로, 교재에 수록된 쟁점과 문항에 대한 핵심 정리가 이루어집니다. 교재에 반영되지 않은 최근 이슈와 예상 문제를 추가 자료로 배부하여 강의를 진행합니다. 수업 전후로 희망 학생들은 질의응답 시간을 가질 수 있습니다.

신청 방법 수업은 '시대인재 목동학원'에 직접 전화로 신청

📞 **TEL: 시대인재 목동학원 02) 2643-1237**

2025 최적의 합격 시그널

의대
인적성 면접

MMI 최종 모의 평가

「기출 유형 완벽 분석 + 실전 모의 면접 4회 수록」

합격을 위한, 단 한 번의 기회를 잡자!

2025학년도
의대 인적성 면접
MMI 최종 모의 평가

제1회

지원 대학	
성명	

1

※ 2분 이내로 주어진 제시문을 읽고 아래 문항에 답하시오.

> ### 제시문
>
> 부모의 사랑에는 두 가지 측면이 있다. 받아들이는 사랑과 변화시키는 사랑이다. 둘 중 한 측면이 과해지면 다른 한 측면이 그 과함을 바로잡는 역할을 해 준다. 그러나 요즈음 지나치게 의욕적인 부모들은 변화시키는 사랑에 열중하는 경향이 있다. 아이에게 온갖 것들을 성취해야 한다고 요구하면서 아이가 완벽해지길 바라는 것이다.
>
> 강화 찬성론자들은 아이의 능력을 교육으로 향상시키는 것과 생명 공학을 통해 유전적으로 향상시키는 것이 원칙적으로 아무런 차이가 없다고 주장한다. 한편, 강화 비판론자들은 그 둘이 완전히 다르다고 주장한다. 그들은 유전적 구성을 조작해서 아이를 강화하려는 시도가 우생학을 연상시킨다고 말한다. 이런 상반된 관점은 유전적 강화(genetic enhancement)의 도덕적 지위를 명확히 하는 데 도움을 준다. 유전 공학으로 자녀를 강화하려는 시도는 교육 및 훈련과 더 비슷한가? 아니면 우생학과 더 비슷한가?
>
> 하버마스는 자유주의 원칙인 자율성과 평등성에 위배된다는 이유로 자녀의 자질을 강화하기 위한 유전학적 개입에 반대한다. 그런데 아이의 자율성에 미치는 영향이 어떻든 간에, 우연성을 제거하고 출생의 신비를 정복하려는 욕구는 자녀에 대한 부모의 무조건적 사랑이라는 규범이 지배하는 사회에서의 양육의 의미를 오염시킨다. 설령 아이에게 해를 미치거나 아이의 자율성을 손상시키지 않는다 할지라도 우생학적 양육은 잘못된 것이다. 그런 양육 방식은 세계에 대한 특정한 태도, 즉 정복하고 통제하려는 태도를 표현하고 확고히 하기 때문이다.

문항 1

제시문을 주장과 근거의 형태로 요약하시오.

문항 2

제시문의 주장에 대해 동의하는가 혹은 반대하는가? 근거를 들어 자신의 의견을 제시하시오.

문항 3

당신이 의사라면, 학생의 집중력 향상 약물 처방을 요구하는 부모에게 어떻게 답할 것인가? 그 이유는 무엇인가?

※ 2분 이내로 주어진 자료를 읽고 아래 문항에 답하시오.

자료1 유행 시기별 · 지역별 COVID-19 확산 네트워크

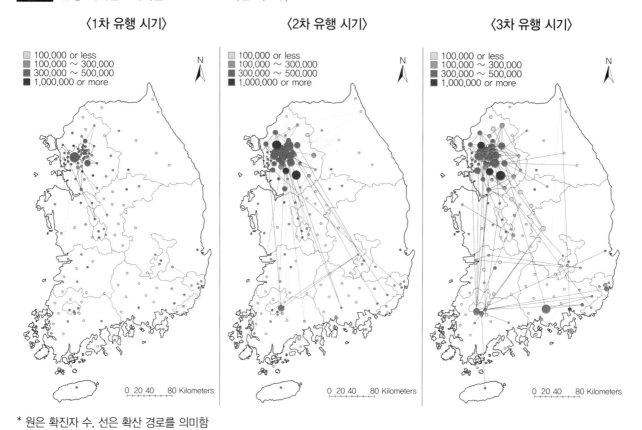

〈1차 유행 시기〉　　　　〈2차 유행 시기〉　　　　〈3차 유행 시기〉

* 원은 확진자 수, 선은 확산 경로를 의미함

출처: 이진희 외, 『국토연구』(제110권)

자료2 전염병 확산 시뮬레이션 IBM 모형

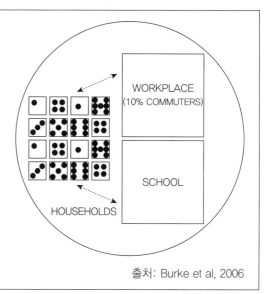

전염병 확산 시뮬레이션의 가장 고전적인 모형은 수리적 계산을 활용하는 SIR 모델(Susceptible – Infected – Removed, 감염 대상자군 – 감염자군 – 회복자군 수리 모형)이다. SIR과 같은 수리 확산 모형은 거시적인 시각, 즉 전체 모형 내 사람들의 행위가 동일할 것이라는 가정에 기반하기에 전체 추세가 아닌 지역 수준에서의 전염병 확산 방식을 모델링하기 까다롭다는 단점이 있다. 이를 보완하기 위해 IBM 모델(Individual – Based Model, 개인 행위자 – 기반 모형)이 나타났다. 해당 모형은 인공적인 사회 공간 내 행위자의 행동 방식을 모형화한 것으로, 간단한 수준의 개인 행위자 행동 방식을 바탕으로 전염병의 미시적인 확산 수준을 가늠하게 한다는 이점이 있다. 오른쪽 그림은 해당 모형에 근거하여 집 – 직장 – 학교의 이동 방식을 모형화한 것이다.

출처: Burke et al, 2006

문항 1

[자료 1]을 분석하여 유행 시기별 특징과 확산 패턴 등을 설명하시오.

문항 2

[자료 2]에 나타난 시뮬레이션 모형을 토대로 [자료 1]에 나타난 COVID-19 확산 양상을 설명하시오.

※ 주어진 상황을 읽고 아래 문항에 답하시오.

제시문

가정 형편이 어려웠던 당신은 친구 A에게 평소 많은 도움을 받으며 잘 지내 왔다. A는 가정이 유복하며 자신이 원하는 많은 물건을 어려움 없이 소유할 수 있는 형편이다. 시험 대비를 위해 A와 도서관에서 만나 공부를 하던 중, 당신은 추위를 느껴 A에게 외투를 빌려 입었다. A는 잠시 집에 다녀오겠다고 도서관을 나갔고, 혼자 공부하던 당신에게 같은 반 친구 B가 다가와 잠시만 외투를 빌려 달라고 말했다. 그런데 외투를 빌려 갔던 B가 실수로 옷에 케첩을 묻혀 와서 미안하다며 사과하였다. 이때 당신은 한 시간 후 도서관으로 돌아오겠다는 A의 문자를 받았다.

| 문항 1 |

당신은 친구 B에게 어떤 말을 하겠는가? 그렇게 말한 이유는 무엇인가?

| 문항 2 |

친구 A가 돌아오면, 당신은 친구 A에게 어떤 말을 하겠는가? 면접관이 친구 A라고 가정하고 말해 보시오.

※ 주어진 상황을 읽고 아래 문항에 답하시오.

제시문

대학생 A는 기말 보고서 과제 제출 기한이 3일도 남지 않은 상황에서, 과제에 대한 도움을 얻기 위해 같은 과 선배 B와 만났다. 선배 B는 해당 과제와 관련하여 많은 조언과 도움을 제공하였고, 이를 바탕으로 대학생 A는 보고서 작성을 열심히 준비하였다. 그러나 자신의 역량 부족을 느낀 대학생 A는 결국 과제 제출 기한이 임박하자 선배 B의 아이디어를 상당 부분 그대로 옮겨 기말 보고서를 완성하였다. 대학생 A는 이후 선배 B에게 선배의 아이디어를 상당 부분 그대로 제출하였다고 솔직하게 밝혔고, 선배 B는 그런 대학생 A에게 잘 제출했다면 괜찮다며 위로의 말을 전하였다. 이후 A는 자신이 제출한 기말 보고서 과제에 대한 성적을 확인하였는데, 학과 교수 C는 대학생 A에게 만점을 주었고 추가로 이 내용을 바탕으로 논문을 기획해 보자는 제안을 건넸다. 교수 C는 학계에서 인정받는 실력 있는 교수이며, 대학생 A는 교수 C와 함께 논문을 게재하는 이력이 생긴다면 추후 자신에게 큰 도움이 될 것이라고 생각하고 있다.

| 문항 1 |

본인이 대학생 A라면 선배 B로부터 도움을 받아 기말 보고서를 작성하였다는 사실을 교수 C에게 솔직히 밝히겠는가? 밝히겠다면 혹은 밝히지 않겠다면 그 이유는 무엇인가?

| 문항 2 |

사실을 밝히지 않은 채 교수 C와 함께 논문을 작성하려 했을 때, 발생할 수 있는 문제가 있다면 무엇인지, 그리고 해당 문제에 관한 해결 방안은 무엇인지 제시하시오.

수고하셨습니다.

2025학년도
의대 인적성 면접
MMI 최종 모의 평가

제2회

지원 대학	
성명	

1

※ 2분 이내로 주어진 제시문을 읽고 아래 문항에 답하시오.

> **제시문**
>
> 아직 태어나지도 않은 미래 세대에 대하여 책임 의식을 갖고 의무를 다하고자 하는 모습은 인류애의 확장 가능성과 더불어 인간의 도덕성이 갖춘 숭고함을 보여 주는 듯하다. 그러나 이와 같은 미래 세대에 대한 책임과 의무는 현세대와 미래 세대의 관계에 대한 단순한 생각에 기초하고 있으며, 현세대에게는 크나큰 문제를 야기한다.
>
> 지구상의 자원을 현세대가 과도하게 사용해서는 안 되는 이유 중 하나로 미래 세대가 그 피해를 감당해야 한다는 점을 들 수 있다. 이러한 이유에 전제된 중요한 논리 중 하나는 미래란 현재의 선택과 결정에 의해 달라질 수 있다는 것이다. 즉, 미래 세대가 감당하게 될 피해가 현세대의 선택에 달려 있으며, 따라서 미래 세대에게 주어질 자원 부족 현상을 가능한 한 미루어야 한다고 이해할 수 있다. 그런데 바로 그 논리에 의해 미래 세대가 입을 피해를 막기 위해 현세대가 주의해야 한다는 주장이 약화될 수도 있다. 만약, 우리가 자원을 아끼고 불편을 감수하는 삶을 산다면, 그러한 삶에서 우리가 현재 고려해야 하는 미래 세대는 태어나지도 않을 수 있기 때문이다. 미래 세대의 탄생은 어쩌면 우리가 지금 자원을 사용하면서 향유하는 삶의 결과일 수도 있다.
>
> 나아가 무엇보다도 더 큰 문제는 미래 세대에 대한 의무가 현재의 불편을 감수하는 것을 넘어 부조리한 현실에 눈감게 만든다는 점이다. 친환경 소비를 예로 들어 보면, 친환경적 생산으로 인한 생산 비용 증가는 곧 상품의 가격을 상승시키고 선진국과 제3세계 간의 격차를 더욱 벌리는 데 기여하기도 한다. 다시 말해, 미래 세대에 대한 책임이 고스란히 현세대의 열악한 계층으로 전이될 뿐인 셈이다. 인간의 도덕적 고려 대상이 되는 존재가 미래 세대에만 그쳐서는 안 된다. 도덕적 행위의 대상을 제한적으로 고려하려 한다면, 그 대상을 비단 미래 세대로만 국한시켜야 할 이유가 없지 않은가.

│ 문항 1 │

제시문을 주장과 근거의 형태로 요약하시오.

│ 문항 2 │

제시문의 근거 중 하나를 택하여 반박하시오.

│ 문항 3 │

미래 세대에 대한 책임과 의무에 관해 자신의 의견을 자유롭게 말해 보시오.

※ 2분 이내로 주어진 자료를 읽고 아래 문항에 답하시오.

자료 1

퍼트남(R. Putnam)은 협력을 통한 정치 참여와 효율을 증대시키는 사회구성원 간의 신뢰와 네트워크를 사회적 자본(social capital)이라고 명명하였다. 이때 사회적 자본의 구성 요소인 사회 구성원 간의 신뢰는 가족이나 친구 등 지인에 대한 특정화된 신뢰와 낯선 이에 대한 일반화된 신뢰로 세분되며, 사회 구성원 간의 네트워크는 동질적 속성을 지닌 개인들 간의 결속형 네트워크와 공공선을 지향하고 포용적인 성격을 띠는 연결형 네트워크로 세분된다. 아래 자료는 A, B, C 세 국가의 사회적 자본 수준을 나타낸 설문 조사 결과다. 각국의 응답자들은 (1), (2)에 대해서는 '해당 모임에 가입한 개수'를, (3), (4)에 대해서는 '신뢰한다(1점) / 신뢰하지 않는다(0점)'를 답하였다.

국가별 사회적 자본 수준 응답 결과

	A국	B국	C국
(1) 동질적 모임 가입	2.6개	1.4개	3.6개
(2) 공익적 모임 가입	2.5개	3.1개	1.2개
(3) 지인에 대한 신뢰	0.86점	0.61점	0.91점
(4) 낯선 이에 대한 신뢰	0.83점	0.88점	0.45점

* 표 안의 값은 응답자들의 평균값이다.

자료 2 국가별 SNS 활용 목적에 대한 설문 응답

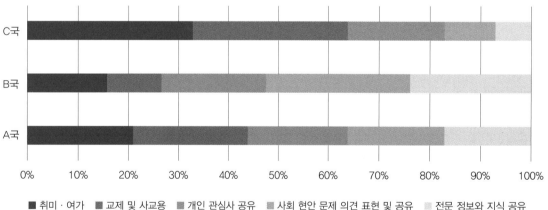

■ 취미 · 여가　■ 교제 및 사교용　■ 개인 관심사 공유　■ 사회 현안 문제 의견 표현 및 공유　□ 전문 정보와 지식 공유

│ 문항 1 │

[자료 1]에 나타난 세 국가의 특징을 비교하시오.

│ 문항 2 │

[자료 2]를 참고하여 앞서 비교한 세 국가의 특징이 나타난 원인을 설명하시오.

※ 주어진 상황을 읽고 아래 문항에 답하시오.

제시문

학생 A는 ○○의대 소속 본과 3학년이다. 휴일날 집에서 요리를 하던 A는 칼에 손을 크게 베어 치료를 위해 ○○대학 병원의 응급실을 찾아갔다. 치료를 받기 위해 기다리던 학생 A에게 찾아온 담당 의사는 학생 A의 선배인 의사 B였고, 평소 친한 사이였던 학생 A에게 의사 B는 별다른 말 없이 '알아서 치료하고 가라'는 말만 남기고 사라졌다.

│ 문항 1 │

현재 상황에서 발생한 문제를 요약하시오.

│ 문항 2 │

당신이 만약 학생 A라면, 선배인 의사 B에게 어떻게 대응하겠는가? 면접관이 의사 B라고 가정하고 말해 보시오.

│ 문항 3 │

당신이 만약 의사 B라면, 후배인 학생 A에게 어떻게 대처하겠는가? 면접관이 학생 A라고 가정하고 말해 보시오.

※ 주어진 상황을 읽고 아래 문항에 답하시오.

> **제시문**
>
> 당신은 혈액 종양 내과 전문의로, 현재 급성 골수성 백혈병(AML)에 걸린 16세 환자 A를 담당하고 있다. 해당 환자는 FLT3 돌연변이 검출로 인해 동종 이식이 필요하여 3개월 전 제대혈 이식 수술을 받았다. 그러나 얼마 지나지 않아 병이 재발하였고, 전반적인 상태가 좋지 않다. 현재 증상은 급속도로 악화되었으며, 임상 부서는 회의를 열고 환자 및 가족과 함께 임종을 준비하기 위해 무엇을 해야 할지 논의하기로 하였다. 그런데 당일 점심시간에 환자 아버지가 주치의와 이야기를 나누고 싶다고 상담을 요청해 왔다. 인턴이 당신에게 상담 내용을 전달하기 위해 환자 아버지와 이야기를 나누었는데, 그 대화 내용은 다음과 같다.
>
> 인턴: A가 잘 싸워주고 있지만, 상황이 많이 안 좋습니다.
> 환자 아버지: A에게 상황이 안 좋다는 말은 하지 말아 주세요. 재발한 이후로 또다시 절망하는 모습을 보기 힘듭니다.
> 인턴: 정말 힘드시겠어요. 하지만 상황이……
> 환자 아버지: 더 이상 다른 치료 방법은 없는 걸까요? 찾아보니까 고용량 비타민C 요법이라는 게 있던데, 그건 시도해 보기 어렵나요? 제발 끝까지 놓지 말아 주세요. 저는 A 없으면 못 살아요.
> 인턴: 일단 주치의 선생님께 전달해 보겠습니다.
>
> * 고용량 비타민C 요법의 치료 효과에 관한 논쟁은 의료계 내에서 진행 중인데, 해당 치료 과정에서 과다 복용된 비타민C는 소변으로 배출되고 그 비용은 낮은 편에 속한다.

| 문항 1 |

본인이 주치의라면 고용량 비타민C 요법 시도를 요청한 환자 아버지에게 어떻게 대답할 것인가? 그 이유는 무엇인가?

| 문항 2 |

현재 상태를 환자 본인에게 직접 전달해야 한다고 생각하는가? 전달해야 한다면 혹은 전달하지 않아야 한다면 그 이유는 무엇인가?

| 문항 3 |

본인이 인턴이라면 추후 환자 아버지와 어떻게 소통하겠는가? 그 이유는 무엇인가?

수고하셨습니다.

2025학년도
의대 인적성 면접
MMI 최종 모의 평가

제3회

지원 대학	
성명	

※ 2분 이내로 주어진 제시문을 읽고 아래 문항에 답하시오.

제시문

(가)

1848년 9월 13일, 미국 버몬트 주의 작은 마을인 캐번디시 근처에서는 선로를 놓는 공사가 진행 중이었다. 현장의 관리 감독을 맡은 피니어스 게이지는 다부진 몸에 강한 책임감을 가진 사람들이 좋아하는 26살의 건장한 청년이었으며, 그는 화약을 이용해 바위를 부수는 발파 전문가였다. 어느 날 발파 과정에서 화약을 바위에 넣을 때 사용하는 다짐 막대가 미끄러져 솟아올랐고, 그 끝이 피니어스의 왼쪽 광대뼈 밑을 관통했다. 그러나 놀랍게도 피니어스는 살아났고, 왼쪽 눈의 시력은 거의 상실했지만 그 외의 신체 능력은 정상이었다. 그런데 현저하게 달라진 점이 하나 있었다. 그는 이전의 그답지 않게 제멋대로 행동하며 무례하게 굴었다. 툭하면 사람들 기분을 상하게 하고, 상스러운 말들을 곧잘 내뱉었다. 그를 치료한 할로 박사는 그에 대해 '지적 능력과 표현은 어린아이와 같고 육체는 건장한 남성이었다'고 표현했다. 현대에 최신 과학기술로 그려낸 피니어스의 두개골을 살펴 보면, 다짐 막대는 언어 기능을 담당하는 브로카 영역과 베르니케 영역은 건드리지 않았으나, 눈과 이마 뒤, 코 바로 위에 위치한 두뇌의 앞쪽 부위인 복내측 전전두피질(VMPFC)의 많은 부분을 파괴하였다.

(나)

심리학자 케빈 옥스너와 그의 동료들은 사람들에게 교회 앞에서 울고 있는 여성들의 모습처럼 강력한 부정적 감정을 유발하는 사진들을 보여 주었다. 그러고는 울고 있는 여성들이 장례식 참석자들이 아니라 기쁨에 겨운 결혼식 하객들이라고 상상하는 식으로 사진들을 좀 더 긍정적으로 재해석하라고 요구하였다. 그러자 처음에 이 부정적인 사진들을 바라보는 것만으로도 감정과 밀접한 연관이 있는 편도체와 복내측 전전두피질의 활동이 증가하였다. 반면에 이 사진들을 재평가하려 하자 배외측 전전두피질의 활동이 증가하였다. 그리고 편도체와 복내측 전전두피질의 활동은 감소하였다. ... 다마지오는 게이지와 비슷하게 복내측 전전두피질에 손상을 입은 채 살아가는 환자들을 연구했고, 하나의 일관된 패턴을 발견하였다. 이런 환자들은 지능검사와 같은 표준적인 인지검사에서는 괜찮은 점수를 받았지만, 실생활에서 끔찍한 결과를 초래할 수 있는 결정들을 내리곤 하였다. 예컨대, 한 환자는 유혈이 낭자한 자동차 사고나 사람들이 홍수로 익사하는 모습 같은 비극적 장면들을 본 뒤에도 아무 느낌이 없다고 하였다. 그러나 그는 자신이 뇌 손상을 입기 전에는 그런 것들에 감정적으로 반응하곤 했다는 사실을 스스로 알고 있었다. 다마지오는 그들의 이런 곤란한 상태를 보고 '알지만 느끼지 못하였다'고 묘사하였다.

제시문 (나)를 바탕으로 제시문 (가)의 피니어스 게이지가 변화한 원인을 추론하시오.

제시문 (가)와 (나)가 의학적으로 시사하는 바가 무엇인지 추론하시오.

제시문에 나타난 증상과 유사한 환자를 치료할 때 의사는 어떠한 태도를 지녀야 하는가? 근거를 들어 자신의 견해를 제시하시오.

2

※ 2분 이내로 주어진 자료를 읽고 아래 문항에 답하시오.

자료 1 대한민국 65세 이상 고령 인구 추이

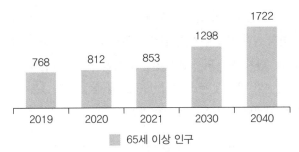

* 2030, 2040년은 예상 수치에 해당

출처: 통계청

자료 2 대한민국 합계 출산율 추이

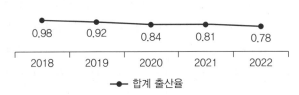

* 합계 출산율: 가임 여성 1명이 평생 낳을 것으로 예상되는 평균 출생아 수

출처: 통계청

자료 3 인구 피라미드 유형

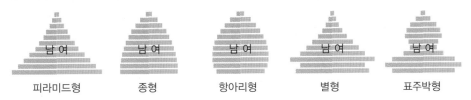

피라미드형   종형   항아리형   별형   표주박형

* 자료의 세로축은 상향으로 연령대 증가를 의미함 (0~100세)

출처: 통계청

| 문항 1 |

[자료 1]과 [자료 2]를 바탕으로 우리나라의 인구수는 어떤 피라미드 유형을 띠게 될지 [자료 3]을 참고하여 예측하고, 그렇게 예측한 이유를 설명하시오.

| 문항 2 |

[문항 1]에서 예측한 우리나라의 인구 유형을 바탕으로 우리나라가 직면하게 될 사회 문제를 한 가지 이상 예측하시오.

| 문항 3 |

[문항 2]에서 제시한 사회 문제를 해결하는 데 필요한 구체적 방안을 두 가지 이상 제시하시오.

※ 주어진 상황을 읽고 아래 문항에 답하시오.

제시문

자정이 다 되어가는 시각, 40대 남성 환자 A는 주취 상태로 응급실에 방문하였다. 응급실 의사 B는 환자 A가 걷거나 말을 하는 데 큰 이상이 없는 경증이라고 진단하였고, 이에 환자 A의 치료 순서를 뒤로 미루었다. 다른 환자의 응급 처치를 마친 의사 B가 환자 A를 치료하기 위해 다가왔을 때, 환자 A는 의사 B의 얼굴을 가격하면서 욕설을 퍼붓는 등 소란을 피우기 시작하였다. 환자 A의 체격이 크고 건장했기 때문에 여러 사람이 힘을 합해야 겨우 그를 진정시킬 수 있는 상황이었으며, 이로 인해 응급실 업무가 원활히 진행되지 않고 잠시 마비되었다.

* 당신이 현재 의사 B와 함께 응급실에서 근무하고 있었다고 가정한 후 아래 문항들에 답하시오.

| **문항 1** |

문제 상황이 무엇인지 간략히 요약한 후, 이 문제 상황에 어떻게 대처할 것인지 답하시오. 그리고 그렇게 대처한 이유가 무엇인지 설명하시오.

| **문항 2** |

위와 같은 문제 상황이 앞으로도 반복되지 않도록 해결하는 방안을 제시하시오.

※ 주어진 상황을 읽고 아래 문항에 답하시오.

제시문

고등학생 A는 4인 1조로 조별 과제를 수행하게 되었다. 이를 위해 A는 자신의 친구인 학생 B, C와 함께 조를 이룬 후 다른 한 명을 추가로 영입하고자 하였다. 이때 대부분 학생이 4인 1조를 이루고 있는 것을 확인한 A는 혼자 남아 있던 학생 D를 영입하자고 B, C에게 제안하였다. 그런데 B, C는 D의 평소 학업 역량이 상대적으로 낮아 다른 학생들도 D를 기피한다는 이유를 들어 그 제안을 거절하였다. 그러나 A는 B와 C의 말을 듣고도 D를 적극적으로 영입하자고 제안하였고, 결국 B, C는 A의 말을 수용하여 D와 한 조를 이루게 되었다. 조별 모임을 한 차례 가진 후, D는 A에게 자신과 한 조가 되어 고맙고 앞으로 열심히 참여하겠다는 인사를 건네 왔다. 그런데 이후 조별 모임을 가질 때마다 D가 준비한 자료나 과제가 A, B, C의 기대에 못 미치는 상황이 지속되었고, 이에 B, C는 A에게 D를 조에서 제외하자는 말을 다시 전하였으며, 특히 C는 D와는 같은 조를 하지 않겠다고 선언하였다. 그런데 C는 전교에서 우수한 성적을 거두는 학생이며, A가 조별 과제에서 우수한 성적을 얻기 위해서는 같은 조에 참여하는 게 유리한 상황이다.

| 문항 1 |

본인이 학생 A라면 '처음 조를 이룰 때' 학생 D와 같은 조를 이루겠는가? 이루겠다면 혹은 이루지 않겠다면 그 이유는 무엇인가?

| 문항 2 |

본인이 학생 A라면 '조별 모임을 가진 후' 학생 D와 같은 조를 이루겠는가? 이루겠다면 혹은 이루지 않겠다면 그 이유는 무엇인가?

수고하셨습니다.

2025학년도
의대 인적성 면접
MMI 최종 모의 평가

제4회

지원 대학	
성명	

해설 72쪽

1

※ 2분 이내로 주어진 제시문을 읽고 아래 문항에 답하시오.

제시문

(가)

불안의 첫 번째 근원은 개인주의이다. 많은 사람들은 개인주의가 근대 문명 최고의 업적이라고 생각하고 있다. 옛날에는 자신을 보다 더 큰 하나의 질서의 부분으로 간주하였다. 인간들은 우주적 질서 속에서 천사나 자신과 함께 생활하는 지상의 다른 피조물들과 더불어 자신이 있어야 할 자리에 위치하고 있는 것으로 그려졌다. 사람들은 자신의 적절한 지위와 역할이라고 하는 주어진 위치에 얽매여 있었으며, 그로부터 벗어나는 것은 생각조차 할 수 없었다. 근대적 자유는 이런 질서들에 대한 부정을 통해 생겨난 것이다. 그러나 이 때문에 사람들은 목숨마저도 바칠 수 있을 정도의 보다 높은 목적의식을 더 이상 가지고 있지 않게 되었다. 현대 사회에서의 이런 목적 상실은 마음의 시야가 좁아지는 것으로 이어졌다. 사람들은 각자 자기의 삶에만 초점을 맞추었기 때문에 보다 광범위한 시야를 상실해 버렸다. 우리의 삶은 갈수록 의미를 상실하게 되고, 타인의 삶이나 사회에 점점 무관심하게 되며, 사회적 관계 속에서의 나의 정체성에 대해 의심하게 되어 불안감을 증폭시키는 결과를 맞이하게 된다.

(나)

다행히 내게는 오뚝이처럼 제자리로 돌아와 나 자신을 대면하게 만드는 습성이 하나 있다. 개구리, 박쥐, 곰도 아닌 주제에 겨울마다 활동성이 극히 떨어지고 혼자만의 공간에 틀어박혀 꼼짝도 하기 싫은 증세가 나타나곤 한다. 친구가 보자고 연락해도 이 핑계 저 핑계 대며 안 나가게 된다. 사춘기 소년이 아니니까 '세상과 일체의 관계를 맺고 싶지 않다'는 아니다. 그건 불가능한 망상이다. 다만, '내가 통제할 수 있는 범위 내에서만' 관계를 맺고 살아가고 싶다. 내 공간을 침해받고 싶지 않은 것이 내 본능이고 솔직한 욕망이다. 누구는 세상으로부터 전면적인 인정·사랑·존경을 받고 싶어 하고 누구는 세상에 전면적으로 헌신하고 싶어 하지만 누군가는 광장 속에서는 살기 힘든 체질이기도 하다. 그걸 죽어도 이해 못하는 사람들이 있겠지만 그냥 레고에는 여러 모양의 조각들이 있는 거다.

문항 1

두 제시문의 공통점과 차이점을 제시하시오.

문항 2

제시문 (나)의 관점에서 제시문 (가)의 견해를 평가하시오.

※ 2분 이내로 주어진 자료를 읽고 아래 문항에 답하시오.

자료 1

Fewer than half in U.S. expect artificial intelligence in health and medicine to improve patient outcomes

% of U.S. adults who say that thinking about the use of artificial intelligence in health and medicine to do things like diagnose disease and recommend treatments...

They would feel_if their health care provider relied on it for their medical care

Comfortable 39 60 **Uncomfortable**

No answer 1

It would lead to_ health outcomes for patients

Better 38 33 **Worse**

27

No answer 2

It would not make much difference

출처: Pew Research Center, 2022.12.18.

자료 2

Artificial intelligence (AI) is no longer just a promise of the future. In fact, 61% of clinicians believe that AI can support clinical decision-making.

However, 55% of clinicians state that AI technology is not yet ready for medical use, and 58% do not trust AI data. Clinicians with 16+ years of experience are even more skeptical, with 67% lacking trust in AI.

Percentage of clinicians who state that AI is ready for medical use:

China	66%
Germany	58%
Brazil	53%
India	52%
New Zealand	43%
United Kingdom	35%
USA	29%
South Korea	28%

58%
of clinicians do not believe AI data can be trusted.

44%
of clinicians believe AI technology is subject to built − in biases.

출처: GE HealthCare, Reimagining Better Health 2023

문항 1

[자료 1]의 응답 결과가 자료와 같이 나타난 원인을 추론하시오.

문항 2

[자료 1]과 [자료 2]의 공통점과 차이점을 제시하시오.

문항 3

의료 AI가 도입되었을 때 나타날 수 있는 긍정적 효과와 부정적 효과를 구분하여 설명하시오.

※ 주어진 상황을 읽고 아래 문항에 답하시오.

제시문

당신은 행실이 바르고 성적이 우수하여 학교의 많은 선생님들이 칭찬하는 학생이다. 그런 당신에게 교사 A는 일주일 뒤 대학 입학에 필요한 추천서를 써 주겠다고 약속하였으며, 내일이 추천서를 받기로 약속한 날이다. 그런데 어제 당신과 같은 반 학생 B가 문제를 일으켜 교사 A가 훈육하던 중 학생 B가 교사 A를 폭행하고, 욕설을 퍼부었다. 이에 크게 상처 입은 교사 A는 학생들에 대한 두려움과 자신의 직업에 관한 회의감에 오늘 학교에 결근하였다. 당신은 아직 추천서를 받지 못하였으며, 교사 A의 추천서만 믿고 있었기 때문에 다른 선생님들에게는 따로 추천서를 부탁해 두지 않은 상황이다.

| 문항 1 |

당신은 학생 B의 행동에 대해 어떻게 생각하는가? 그 이유는 무엇인가?

| 문항 2 |

당신은 교사 A에게 추천서를 써 달라고 부탁하겠는가? 부탁하겠다면 혹은 부탁하지 않겠다면 그 이유는 무엇인가?

| 문항 3 |

만약 당신이 교사 A에게 추천서를 부탁하기로 했다면 어떻게 말하겠는가? 면접관이 교사 A라고 가정하고 말해 보시오.

※ 주어진 상황을 읽고 아래 문항에 답하시오.

제시문

환자 A는 8년 전 제2형 당뇨병 진단을 받은 53세 여성이다. 약 2년 전 당뇨병성 신장병증이 발병하였고, 환자 A는 주 3회 혈액 투석을 받기 위해 오랫동안 근무해 왔던 직장에서 퇴직 후 현재까지 병원에 통원하고 있다. 그런데 오늘 환자 A는 최근 투석 중단을 고려하고 있다는 자신의 의사를 밝혔다. 그녀의 의사 결정 능력에는 문제가 없으며, 한 번 시행하면 4~5시간이나 걸리는 혈액 투석 과정이 너무 고통스럽고, 투석을 위한 션트 수술에 이미 세 번이나 실패한 경험이 있기 때문이라고 말하면서 앞으로 션트가 실패하면 투석을 중단하겠다는 의사를 전하였다.

이에 당신은 환자 A를 담당하던 인턴 B, 그리고 다른 의료진들과 더불어 환자 A의 투석 중단 의사에 대해 어떻게 답해야 할 것인지에 대한 회의를 진행하였다. 인턴 B는 환자 A의 아버지도 동일한 질환을 앓았으며, 투석을 중단하고 약 10일 뒤 사망했다는 사실까지 그녀가 인지하고 있다고 말하였다. 또한, 환자 A가 남편과의 사이가 원만하지 않고 아들은 최근 집에서 독립해 살고 있다는 정보를 확인하였다. 한편, 다른 의료진들과 당신은 환자 A가 혈액 투석을 유지한다면 향후 최소 10년간 생존할 수 있다는 의학적 소견에 동의하였다.

│ 문항 1 │

당신은 환자 A의 투석 중단 의사를 받아들이고 투석을 중단하겠는가? 그렇다면 혹은 그렇지 않다면 그 이유는 무엇인가?

│ 문항 2 │

만약 의료진 회의 결과 환자 A의 투석을 유지해야 한다는 결론이 내려졌다면, 당신은 환자 A에게 이 소식을 어떻게 전달할 것인가? 그 과정을 제시하고 이유를 설명하시오.

수고하셨습니다.

의대 인적성 면접

MMI 최종 모의 평가

편저 | 김윤환

「기출 유형 완벽 분석 + 실전 모의 면접 4회 수록」

해설편

시대에듀

CONTENTS

의대 인적성 면접
MMI 최종 모의 평가

해설편

| 의대 인적성 면접 대비 |

의대 인적성 면접
MMI 최종 모의 평가

유형편 해설

1 의료 영역

01 제시문 내용 확인

제시문

(가)

장자의 아내가 죽어서(주제) 혜자가 조문하러 갔더니 장자는 다리를 뻗고 철퍼덕 앉아 동이(일종의 악기)를 두드리며 노래를 부르고 있었다. 혜자가 이렇게 말하였다. "함께 늙도록 연륜을 쌓다가 아내가 죽었는데도 동이를 두드리며 노래까지 하다니 너무 심하지 않은가!" 장자가 이렇게 말하였다. "그렇지 않네. 이 사람이 처음 죽었을 때에 난들 어찌 슬프지 않았겠는가! 그 삶의 처음을 살펴보았더니 본래 삶이 없었고, 뿐만 아니라 본래 형체도 없었고, 뿐만 아니라 본래 기조차 없었네. 삶이 이러저러했다가 지금 또 변화해서 죽음으로 갔으니 이것은 마치 사계절의 운행과 같네(죽음에 대한 인식). 저 사람이 천지의 큰 집에서 편안히 쉬고 있는데 내가 시끄럽게 떠들면서 사람들의 관습을 따라 울어대는 것은 천명을 알지 못하기 때문이라고 여겼기에 그만둔 것이라네(사랑하는 사람의 죽음에 대한 반응)."

(나)

우리가 누구를 사랑하든 언젠가는 그 사람과 이별을 해야 하고 상실의 쓰라림과 고통(주제 + 죽음에 대한 인식)을 견뎌 내야 한다. 우리 자신을 포함한 모든 것이 어느 시점에선가 죽음의 파도에 쓸리게 되어 있다. 따라서 문학의 반복적인 주제가 이별과 상실, 죽음인 것도 놀라운 일은 아니다. 사회는 우리에게 늘 죽음을 성공적으로 애도하고 미래를 향해 나아가기를 요구한다. 그 사람의 부재를 슬퍼하되 과도하게 집착하지는 말고, 일정한 기간이 지나면 훌훌 털고 일어나 새로운 대상을 찾아 관계를 맺으라고 요구한다. 그런데 한 번쯤 뒤집어 생각해 볼 필요는 있을 듯하다. 새 삶을 사는 것은 결국 떠나고 없는 사람을 비워 내는 것이니 비정한 것이 아닐 수 없다. 살기 위해서라지만 비정한 것은 비정한 것이다. 어쩌면 사랑했던 사람에 대한 슬픔에는 끝이 없어야 하며 그것이 어쩌면 진정한 애도일지도 모른다(사랑하는 사람의 죽음에 대한 반응).

(다)

2018년 3월 미국 앨라배마에서 사는 '트렌턴 맥틸리'라는 소년은 차량 전복 사고로 인해 응급 수술을 받았지만, 결국 뇌사 상태에 빠졌다. 의료진은 그 소년에게 사실상 사망 판정을 내렸고, 부모는 의료진의 권유로 장기를 기증하기로 결정하였다(첫 번째 상황: 소년의 죽음). 그런데 생명 유지 장치를 중단하기 직전 소년은 기적적으로 회생하였다(두 번째 상황: 소년의 회생). 우리는 이 사례를 어떻게 생각해야 할 것인가? 인간의 지적 능력은 경험적으로 한계가 있다. 그리고 그 지적 능력에서 나오는 모든 판단과 결정이 언제나 옳을 수는 없다. 이러한 측면에서 의료 전문가들은 이 지적 한계를 겸허하게 받아들이고, 생명을 존중하는 윤리적 태도를 보여 주어야 한다.

* 출처
- 제시문 (가): 장자, 『장자(외편)』 부분 발췌 및 재구성
- 제시문 (나): 왕은철, 『애도예찬』 부분 발췌 및 재구성
- 제시문 (다): 부산대학교출판문화원, 『생명의료윤리』 부분 발췌 및 재구성

02 문제 요구 사항 확인 & 개요 작성

문항 1

제시문 (가)와 (나)에 드러난 사랑하는 사람의 죽음에 대한 태도를 비교하시오.

(1) **주제**: 사랑하는 사람의 죽음에 대한 태도
(2) **기준에 따른 비교**

	(가)	(나)
사랑하는 사람의 죽음에 대한 반응	슬픔 ✕ (노래)	끝없는 슬픔 ○ (슬픔에서 벗어나는 것은 비정한 것)
죽음에 대한 인식	자연의 순리와 같은 자연스러운 것	애도의 대상, 상실과 이별의 대상으로 고통스러운 것

문항 2

제시문 (나)의 관점에서, 제시문 (다)에서 제시한 부모의 심정을 상상하고 그 내용을 설명하시오.

(1) 제시문 (다)의 사례 요약
- 자동차 사고로 인해 뇌사 상태에 빠진 소년의 생명 유지 장치를 빼자 소년이 회복함
- 소년의 죽음 확정 → 소년이 죽지 않았음을 확인

(2) 부모의 심정
- 소년이 깨어나기 전: 소년의 사망 수용 → 슬픔과 체념
- 소년이 깨어난 후: 소년의 사망을 받아들였던 자신들의 결정 후회 → 자책과 후회

문항 3

제시문 (다)의 밑줄 친 '윤리적 태도'에 해당하는 구체적 내용을 두 가지 이상 제시하시오.

(1) '윤리적 태도'가 필요한 이유
- 의료진의 예측과 달리 다른 결과가 발생할 수 있음
- 의료진의 결정이 환자의 생명을 오히려 단축시킬 수 있는 가능성도 있음
- 환자뿐만 아니라 환자의 보호자에게도 고통을 야기할 수 있음

(2) 본인이 생각하는 '윤리적 태도' 제시
- 환자의 생명을 존중
- 환자의 생명뿐만 아니라 삶의 질을 함께 고려
- 환자의 가족들이 받게 될 상실과 슬픔을 이해하고 공감
- 환자의 생명을 살리기 위해 최선의 노력을 다했는지 스스로 성찰
- 환자의 죽음이 환자의 가족이나 주위 사람들에게 어떤 의미를 갖는지 고민하고 성찰

03 예시 답안

문항 1

제시문 (가)와 (나)는 사랑하는 사람의 죽음에 대해 상이한 태도를 보이고 있습니다. 먼저, 제시문 (가)의 장자는 사랑하는 아내가 죽었음에도 노래를 부르고 있습니다. 이에 비해 제시문 (나)는 사랑하는 사람의 죽음에 대해 매우 슬퍼하며, 이러한 슬픔에서 벗어나는 것은 오히려 비정한 것이라 이야기하고 있습니다.

이러한 제시문 (가)와 (나)의 태도 차이는 죽음에 대한 인식 차이에서 비롯된 것입니다. 제시문 (가)의 장자는 죽음 역시 자연의 순리의 일부이며, 자연스러운 것으로 인식합니다. 따라서 사랑하는 사람의 죽음 역시 자연의 순리를 따른 것이므로 슬퍼할 필요가 없다고 이야기합니다. 그러나 제시문 (나)에서 말하는 죽음이란 상실이자 이별이며 매우 고통스러운 것입니다. 그러므로 애도를 하는 것은 당연하며, 그 애도의 기간에는 끝이 존재하지 않는다고 생각하고 있습니다.

문항 2

제시문 (다)는 자동차 사고로 인해 사실상 사망 판정을 받았던 소년이 생명 유지 장치를 떼자 기적적으로 회복한 사례를 담고 있습니다. 즉, 소년의 죽음을 수용하고, 관련된 절차를 실행하던 중 소년이 죽지 않았음을 확인하게 된 것입니다. 이에 대해 제시문 (나)의 입장에서 부모님의 심정을 상상해 보겠습니다.

먼저, 소년이 깨어나기 전, 부모님은 소년이 죽었다고 생각하여 매우 슬퍼했을 것입니다. 사랑하는 사람의 죽음을 받아들이고, 그로 인한 상실감과 고통을 느끼고 있었을 것입니다. 자식을 먼저 떠나보낸 부모의 심정은 매우 고통스러웠을 것입니다. 그러나 소년이 깨어난 후, 소년의 부모님은 크게 기뻐하면서도 한편으로는 강한 자책감과 후회를 느꼈을 것입니다. 영영 이별한 줄 알았던 자식이 살아난 기쁨은 그 이전에 느꼈던 상실감과 고통을 상회할 만하다고 생각합니다. 하지만 실제로는 죽지 않았던 자식을 떠나보낼 수 있었던 자신들의 선택과 결정을 후회하고 자책하면서, 어쩌면 본인들이 소년을 죽일 뻔했던 것이나 다름없다고 생각할 수도 있을 것 같습니다.

문항 3

제시문에 나타난 상황은 의료진의 환자 사망 판정에 오류가 발생한 상황입니다. 이를 참고할 때, 저는 환자의 사망 판정을 내릴 때는 윤리적 원칙에 따라 신중하게 판단해야 한다고 생각합니다. 그렇게 생각하는 이유 두 가지가 있습니다. 첫 번째 이유는 환자의 시각에서, 의료진의 결정에 따라 실제로 사망하지 않은 환자의 생명을 오히려 단축시킬 수 있기 때문입니다. 만약, 제시문에서 의료진이 소년에게 사망 선고를 내린 후 장기 이식을 그대로 진행했다면, 이러한 의료진의 결정으로 인해 회생할 수 있었던 소년의 삶은 사라지게 되었을 것입니다. 그러므로 사망 선고를 내리기 위한 충분한 근거와 확신을 갖추어야 합니다.

윤리적 원칙에 따라 신중하게 판단해야 하는 두 번째 이유는 환자 보호자나 가족의 시각에서, 의료진의 결정은 환자 가족에게 큰 고통을 야기할 수 있기 때문입니다. 두 번째 문항에서 답변드렸듯이, 소년의 부모님은 소년이 깨어난 후에도 많은 회한을 가지고 살아갈 수도 있습니다. 이러한 고통을 초래할 수도 있다는 점을 고려하여 의료진은 환자의 사망 선고에 대해 신중하고 윤리적인 태도를 갖추어야 한다고 생각합니다.

저는 구체적으로 다음과 같은 태도들이 필요하다고 생각합니다. 먼저, 환자의 생명을 살리기 위해 최선의 노력을 다했는지 스스로 성찰하는 태도가 필요합니다. 최선을 다하지 않았기 때문에 환자가 죽음에 이르게 된다면, 의사로서의 죄책감과 환자의 가족에 대한 미안한 마음이 지속적으로 쌓여 저 자신을 짓누를 수 있습니다. 그러므로 환자의 사망을 확신할 수 있기 전까지 의료인으로서 환자를 살리기 위해 끝까지 노력해야 한다고 생각합니다.

다음으로는 환자의 가족이 받게 될 상실과 아픔을 이해하고 공감하는 태도가 필요합니다. 환자의 죽음은 환자 가족에게는 환자와의 이별이자 마지막 인사를 의미합니다. 그리고 그 이별과 마지막 인사를 받아들이는 일은 큰 감정을 소모하는 일이자 평생 짊어져야 할 슬픔과 아픔이 될 수도 있는 일입니다. 이처럼 환자 가족의 상실과 아픔에 공감할 때 비로소 의료인으로서 삶의 의미를 이해하게 되고, 나아가 생명을 존중함으로써 환자들을 살리기 위해 최선을 다할 수 있게 될 것이라고 생각합니다.

04 가능한 추가 질문

1. 환자의 연명 치료 중단 의사에 관하여 보호자에게 물을 때, 의사로서 주의해야 할 사항은 무엇인가?

2. 자신의 가족이나 친구에 대해 사망 선고를 해야 할 경우, 어떤 마음이 들겠는가?

3. 환자의 죽음에 공감해야 하는가? 그렇다면 혹은 그렇지 않다면 그 이유는 무엇인가?

05 관련된 읽기 자료

📖 더 읽어보기

[뇌사에 관한 윤리적 쟁점]

뇌사 인정에 관한 찬반 논쟁은 오늘날에도 이어진다. 그 이유는 인간 생명에 관한 윤리적 쟁점이 인간 생명 존엄성과 삶의 질 입장으로 대립하여 충돌하고 있기 때문이다. 뇌사를 죽음으로 인정하자는 찬성 진영은 크게 두 가지 윤리 원칙을 판단 기준으로 삼는다. 하나는 인간 삶의 질이며, 다른 하나는 공리주의 및 유용성의 기준이다.

먼저, 삶의 질 관점에서 뇌사를 인정해야 한다는 입장에 따르면, 뇌사자는 아무런 활동도 할 수 없는 무의식 상태로 인간다운 삶을 누리지 못하고 연명 의료 장치에 의지한 채 단지 침상에 누워 있을 뿐이다. 우리는 이러한 상태를 삶의 질 차원에서 행복하다고 생각하지 않고, 오히려 고통스러운 불행한 삶이라고 생각한다. 만약, 뇌사를 인정하지 않는다면, 뇌사 상태의 환자는 고통스럽고 불행한 삶을 무의미하게 연명하는 것이다. 인간이 삶의 과정에서 자발적으로 판단하는 권리를 실현하는 것 중 하나는 다름 아닌 인간다운 삶이다. 그러나 뇌사자는 인간다운 삶을 제대로 실현할 수 없다. 오히려 죽음이야말로 인간다운 삶의 권리를 존중받는 일이 된다.

한편, 공리주의 및 유용성을 기준으로 삼는 입장도 기본적으로 뇌사를 인정한다. 회생 불가능한 뇌사자에게 연명 의료를 시행하는 것은 가족들에게 경제적·심리적·신체적 고통을 가중시키는 것이며, 뇌사자의 연명 의료를 위해 소요되는 장치·인력·비용 등도 역시 비효율적이다. 더 나아가 공리주의 입장에서는 뇌사자에 대한 장기 기증 및 적출도 허용된다. 왜냐하면 뇌사자의 신체 기관 및 장기를 적출하여 필요한 사람에게 이식한다면, 더 많은 생명을 살릴 수 있기 때문이다.

반면, 뇌사를 반대하는 진영은 삶의 질과 공리주의가 드러내는 폐해를 비판한다. 뇌사 반대 진영의 논리는 기본적으로 죽음의 기준과 인간 생명의 존엄성에 있다. 그들에 따르면, 전통적인 죽음의 판정 기준은 심폐사이다. 즉, 심폐의 기능과 뇌 기능이 불가역적으로 완전히 정지된 상태를 죽음으로 판정해야 한다는 것이다. 뇌사는 심폐 기능이 완전히 정지하는 것이 아니다. 뇌사에서도 심장 박동이 가능하며 인공호흡기를 통해 호흡할 수 있다. 따라서 뇌사는 죽음으로 인정될 수 없으며, 뇌사 상태에서 장기 기증 및 적출은 허용될 수 없다.

또한, 뇌사를 반대하는 입장은 인간의 존엄성을 강조한다. 인간 생명은 태어나면서부터 가치를 갖는 존엄한 것이며, 그 자체로 마땅히 존중받아야 할 목적이자 대상이다. 따라서 생명은 누군가에 의해 간섭받을 수 없으며, 생명의 끝인 죽음도 의도적으로 선택 및 결정될 수 없다. 이들은 뇌사를 인정하는 것이 곧 생명의 본래적 가치와 존엄성을 훼손하고, 생명 경시의 사회 풍조를 야기할 수 있다고 우려한다. 또한, 안락사 이후 장기 기증이나 뇌사자의 장기 적출은 곧 생명을 본래적 가치가 아닌 수단적 가치로 여기는 것이라고 말한다. 왜냐하면 장기 기증 및 적출은 생명을 타인의 생명을 위한 수단으로 취급하는 것이나 다름없기 때문이다. 따라서 이 입장은 뇌사는 정당화될 수 없다고 생각하며, 안락사와 장기 기증 및 적출 역시 허용될 수 없다고 말한다. 이러한 뇌사 반대 진영의 윤리적 관점은 의무론적 윤리에서 비롯한다.

부산대학교출판문화원, 『생명의료윤리』, p.216-220 참고

2 의료 영역

01 제시문 내용 확인

> **제시문**
>
> 다른 의학 분과와 달리 정신 건강 의학과는 환자의 의사에 반한 치료를 강제할 권한을 가지는 경우가 있다(중심 내용). 누군가는 이를 분명히 잘못된 일이라고 비판하지만, 치료를 받지 않은 채 조현병을 앓는 사람의 고통을 보면 그런 말을 쉽사리 할 수 없다. 정신 질환을 앓는 사람은 자신이 아프지 않다거나 치료를 받아도 별 도움이 되지 않는다고 생각할 수 있다. 이에 대부분의 자유 민주주의 국가에서는 인도적인 이유로 정신 건강과 의사가 치료를 강제할 권한을 행사할 수 있는 절차를 마련해 놓았다. 정신 질환이 있는 사람은 자신의 의지에 반하더라도 관련 시설에 수용될 수 있는데, 이는 치료뿐 아니라 타인의 안전을 위한 것이기도 하다(정당화 근거). 물론 이런 절차는 인도적으로 이루어져야 한다. 하지만 이 절차와 권한은 남용될 소지가 있는데(문제 상황), 독재 정권은 이를 이용하여 정치적 이견을 정신 질환으로 진단해 오기도 하였다. 그러나 해당 절차와 권한의 남용 문제는 비단 억압적인 사회에서만 발생하는 것은 아니며, 환자의 자유가 보장되는 절차가 존재하는 사회에서도 역시 이런 일이 발생하곤 한다.

* 출처: 마이클 던 외, 『의료윤리』 부분 발췌 및 재구성

02 문제 요구 사항 확인 & 개요 작성

│ 문항 1 │

제시문의 내용을 두 문장 이내로 요약하시오.

(1) **중심 내용**: 정신 건강 의학과는 환자의 의사에 반하는 치료를 강제할 권한을 가진다.
(2) **정당화 근거**: 환자의 고통 경감, 치료 및 타인의 안전
(3) **예상되는 문제점**: 절차와 권한 남용 가능성

│ 문항 2 │

밑줄 친 '이런 일'에 해당하는 문제 상황을 한 가지 이상 제시하시오.

(1) **'이런 일' 의미**
   • 환자에게 치료를 강제할 권한이 남용되는 일
(2) **이에 해당하는 문제 상황**
   • 환자가 아닌 다른 사람의 이익을 위해 환자 치료를 강행하는 경우
   • 타인에게 해를 끼칠 가능성이 없는데도 불구하고 치료를 강행하는 경우

│ 문항 3 │

[문항 2]에서 제시한 문제 상황을 해결할 수 있는 방안을 제시하시오.

(1) **문제의 발생 원인**
   • 정신 질환 환자에 대한 편견 및 선입견
   • 환자를 비롯해 타인을 수단으로 사용하려는 태도
   • 정치적·경제적 권한을 남용하거나 악용해도 된다고 생각하는 태도
(2) **해결 방안**
   ① 정신 질환자의 의사에 반하는 치료 및 구금의 법적인 절차 엄격하게 적용
   • 최대한 환자의 의사를 파악할 수 있는 요건을 명시
   • 가까운 보호자 또는 이해관계자의 남용 방지책이 필요
   ② 의사의 양심적 판단
   • 환자의 상태를 정확히 진단하는 능력
   • 환자의 상태를 양심적으로 진단할 수 있도록 독립성이 보장되는 환경

03 예시 답안

│ 문항 1 │

[한 문장으로 요약하는 경우]

제시문은 다음과 같이 요약할 수 있습니다. 다른 의학 분과와 달리 정신 건강 의학과는 환자의 의사에 반하여 강제로 치료할 권한을 행사할 수 있지만, 그 권한이 남용될 수 있다는 문제가 존재합니다.

[두 문장으로 요약하는 경우]

제시문은 다음과 같이 요약할 수 있습니다. 정신 건강 의학과는 유일하게 환자의 의사에 반하여 치료를 강제할 수 있습니다. 이는 물론 환자의 치료와 타인의 안전을 보장하기 위한 권한이지만, 그 남용 가능성 역시 무시할 수 없습니다.

│ 문항 2 │

밑줄 친 '이런 일'이란 환자의 의사와 관계없이 치료를 강제할 수 있는 정신 건강 의학과 의사의 권한이 남용되는 일을 의미합니다. 권한이 남용된다는 것은 이를 행사할 정당한 이유가 없다는 것을 의미합니다. 따라서 이에 해당하는 경우를 다음과 같이 떠올려 볼 수 있습니다.

먼저, 첫 번째 경우는 환자를 보호하거나 치료하려는 목적이 아닌 다른 목적으로 환자에게 치료를 강제하는 경우입니다. 예컨대 가문의 사회적 지위나 평판을 유지하고자 환자의 존재를 숨기기 위해 정신 병동에서 치료받도록 종용하는 경우를 생각해 볼 수 있습니다. 물론 의사는 환자의 이익을 우선하여 생각해야 하지만, 동시에 그 환자의 상태에 관한 가족들의 의견과 요구를 온전히 배제하기도 어렵습니다. 그러므로 가족들의 강경한 의사를 반영하여 환자에게 정신 병동 구금 치료가 필요하

다는 처방을 내릴 경우, 그 처방이 정말로 환자를 보호하거나 치료하려는 목적에 해당하는지 판단하기 어려울 수 있습니다. 다음 두 번째 경우는 정신 질환을 진단받은 환자로부터 다른 사람들을 보호하기 위해 해당 환자를 구금하는 경우입니다. 예컨대 폭력성이 동반되는 정신 질환을 진단받은 환자가 아직 아무 행동도 저지르지 않았음에도 불구하고 그 진단 사실만을 근거로 해당 환자를 정신 병동에 구금하는 경우를 생각해 볼 수 있습니다. 물론 폭력성이 동반된다는 사실은 그 환자가 잠재적 위험인물이 될 수 있다는 점을 시사하지만, 폭력적인 성향을 지니고 있더라도 정신 질환을 진단받지 않은 다른 시민들은 구금 대상으로 취급되지 않습니다. 이는 해당 환자가 다른 시민과 달리 대우받아야 할 정당한 이유가 없으므로 의사의 권한이 남용된 경우로 볼 수 있습니다.

┃ 문항 3 ┃

앞서 제시한 문제 상황의 원인은 크게 두 가지로 나누어 생각해 볼 수 있습니다. 하나는 다른 사람을 수단으로 이용하기 위해 정치적·경제적 권한을 남용하거나 악용해도 된다고 생각하는 사람들의 태도입니다. 그리고 다른 하나는 정신 질환 환자에 대한 선입견 및 편견입니다. 그러므로 이러한 문제들을 해결하기 위해서는 엄격한 법적 절차와 의사의 양심적 판단이 필요하다고 생각합니다.

구체적으로 말하자면 첫째, 정신 질환자의 의사에 반하는 치료 및 구금 가능 요건을 엄격하게 설정해야 합니다. 또한, 환자의 의사 결정 능력을 파악할 수 있는 요건을 규정하고, 검증 절차를 까다롭게 진행한다면 환자와 가까운 보호자 및 이해관계자의 개입으로 인한 남용을 방지할 수 있다고 생각합니다.

둘째, 환자를 진단하는 의사가 양심적으로 진단을 해야 합니다. 이를 위해서는 의사가 환자의 상태를 정확하게 진단할 수 있는 능력을 갖추어야 하며, 나아가 독립적으로 진단할 수 있는 환경 조성이 필요합니다.

04 가능한 추가 질문

1. 정신 의학과 의사가 환자의 의사와 무관하게 환자를 치료할 권한이 있는 것이 정당하다고 생각하는가? 그렇다면 혹은 그렇지 않다면 그 이유는 무엇인가?

2. 정신 질환 진단을 받은 환자의 의사 결정 능력이 온전하다고 생각하는가? 그렇다면 혹은 그렇지 않다면 그 이유는 무엇인가?

05 관련된 읽기 자료

📖 더 읽어보기

[정신 질환 환자의 예방적 구금은 차별인가]

정신 질환이 있는 사람은 자신의 의사에 반하더라도 관련 시설에 수용될 수 있는데, 이는 치료뿐 아니라 타인의 안전을 위한 것이기도 하다. 다시 말하지만 이런 절차는 인도적으로 이루어진다. 만약에 우리 자신이 누군가에게 공격받고 있다는 망상을 겪는다면, 자신이 정신 질환에 걸려 타인에게 폭력을 행사하느니 수용되는 쪽을 택할 것이다. 이런 식의 수용에는 감옥보다 치료 감호소가 더 적합한 기관인 것처럼 보일 수 있다.

만약 정신 질환이 없는 사람이 상당히 심각한 폭력 범죄를 저지른다면, 한편으로는 응징을 위해, 다른 한편으로는 사회를 보호하기 위해 그를 감옥으로 보낸다. 이와 관련하여 형법에는 두 가지 핵심적인 자유 원칙이 포함되어 있다. 그것은 유럽 인권 보호 조약의 일부이기도 하다.

1. (아직) 범죄를 저지르지 않은 사람을 그가 범죄를 저지를 것이라는 이유로 구금할 수 없다.
2. 무기 징역이 아니라면, 교도소에 가서 형기를 채운 사람은 다시 사회로 돌아올 수 있어야 한다.

우리는 다음과 같은 상황에서 타인을 보호할 목적으로 누군가를 갇힌 환경(교도소나 치료 감호소)에 두는 것을 '예방적 구금'이라 일컫고자 한다. 이를테면, 어떤 사람이 (아직) 폭력 행위를 저지르지 않은 경우, 또는 그런 행위를 이미 저질렀고 그에 상응하는 기간 동안 갇힌 환경에 처한 경우다. 위의 두 가지 자유 원칙은 다음과 같이 고쳐 써 볼 수 있을 것이다. "사람을 예방적 차원에서 구금할 수 없다." 그 사람이 타인에게 끼칠 수 있는 위험성에 대한 측정을 바탕으로 수감 기간을 정하는 특별 선고가 있다. 하지만 이러한 선고는 도입된 지 얼마 안 되고 대개 정의롭지 못하다고 여겨진다.

그러나 이런 정책이 지닌 부조리에 대한 인식은 정신 질환을 앓는 사람들에게까지 가닿지는 않는다. 만약에 당신이 정신 질환으로 폭력 행위를 저질렀다면, 당신은 타인에게 위해를 가한다는 이유로 정신 병원에 수용될 수 있다. 수용 기간은 정신 질환 진단 없이 비슷한 폭력 행위를 저질러 교도소에 수용된 범죄자보다 더 길 수도 있다. 실제로 당신이 정신 질환으로 고통받고 있다면 당신은 폭력 행위를 저지르지 않았다 해도 위험하다는 이유로 수용될 수 있다. 다만, 우려스러운 점은 정신 질환 진단은 받은 사람과 받지 않은 사람을 불평등하게 대하는 것이다.

물론 타인에게 심각한 위해를 가할 위험성이 있는 사람으로부터 사회를 어떻게 지켜낼 것인지는 공공 정책에서 중요한 이슈다. 여기에서 제시하고자 하는 논증은 일관성에 관한 것이다. 정신 질환을 앓는 A와 정신 질환이 없는 B가 타인에게 위해를 가할 위험성을 둘 다 똑같이 지니고 있다고 가정해 보자. 만약에 A를 예방적으로 구금하는 것이 옳다면(위해를 가할 위험성에 따라) B에게도 그렇게 하는 것이 옳다. 거꾸로 만약에 B를 예방적으로 구금하는 것이 옳지 않다면(현재 유럽의 법처럼) A를 구금하는 것도 옳지 않다. 그런 경우가 아니라면 정신 질환을 앓는 사람을 차별하는 것이다.

마이클 던 외, 『의료윤리』, p.93~127 참고

3 비의료 영역

01 제시문 내용 확인

제시문

사람들은 '정상적' 행동이라는 공약수를 함께 가지면서 흔히 '정상적'이라는 그들의 묘사가 보편적이라고 생각한다(주제). 정상적인 행동에 관한 묘사는 어떤 행동 유형이 적절하다는 평가로까지 이어지며, 특정 행동이 비판받는다면 이는 정상으로부터의 일탈을 의미하게 된다. 예컨대 유럽계 미국 문화에서 존경과 존중을 표하는 한 가지 방식은 대화 시 시선을 연결하는 것이다. 직접적인 시선 연결이 없고 간접적으로만 시선을 향하면 이는 어떤 이에게는 경멸이나 비난의 의미로 해석되기도 한다. 반면, 아시아계 미국 문화에서 직접적인 시선 연결은 무례한 것으로, 간접적인 시선 연결은 존경을 표하는 것으로 간주되기도 한다. 양쪽 문화에서 각각 정상적으로 간주되는 행동과 그 문화적 정의에 대해 무지하다면, 한 문화만을 습득한 이에게 상대 문화는 비정상적인 것으로 간주되거나 비판의 대상이 되기 쉬우며, 또한 자기 문화에 속한 다른 이에게 상대 문화를 소개하거나 설명하는 과정에서는 비정상적인 행동으로 치부될 가능성이 높다(문제1). 이처럼 정상성에 관한 공유된 믿음은 전문가들에게서도 드물지 않게 나타나며, 어떤 전문성이 요구되는 상황에서 전문가들은 자신의 편파적인 신념과 지식을 어느새 정상적인 것으로 둔갑시키기도 한다(문제2).

* 출처: 팩 브라운 외, 『다문화주의 윤리학』 부분 발췌 및 재구성

02 문제 요구 사항 확인 & 개요 작성

문항 1

제시문의 내용을 두 문장 이내로 요약하시오.

(1) **주제**: 사람들은 정상성에 관한 믿음을 공유하고 이를 평가에 활용한다.
(2) **문제**: 정상성은 다른 문화를 비판하고 이를 정당화하는 데 사용될 수 있으며, 일반인뿐만 아니라 전문가에게서도 동일한 문제가 나타날 수 있다.

문항 2

밑줄 친 '정상성에 관한 공유된 믿음'으로 인해 야기될 수 있는 문제를 한 가지 예상하여 제시하시오.

(1) **배제와 비판 및 정당화**: 비정상적, 일탈이라는 판단 도출
   예 문화 사대주의적 시각, 자문화 중심주의적 시각
(2) **전문가 개인의 편파적 신념 및 지식 정상화**
   예 게임 중독 수준 및 원인에 관한 시각

문항 3

[문항 2]에서 제시한 문제를 해결할 수 있는 방안을 제시하시오.

(1) **문제의 원인**: 무지, 편향된 신념
(2) **해결 방안**: 수용적·개방적 태도, 관용의 자세, 합리적 근거 기반 판단

03 예시 답안

문항 1

제시문은 다음과 같이 요약할 수 있습니다. 사람들은 정상성에 관한 믿음을 공유하면서 이를 다른 사람을 평가하는 데 활용하고는 합니다. 그러나 정상성은 다른 믿음을 일방적으로 비판하고 이를 정당화하는 데 사용될 수 있으며, 이 같은 문제는 전문가에게서도 나타납니다.

문항 2

제시문에서 설명하고 있는 정상성에 관한 공유된 믿음은 다음과 같은 특징들을 가지고 있습니다. 첫째, 판단 주체의 경험과 지식에 의존적이며, 주체의 평가에 큰 영향을 미친다는 것입니다. 이는 다른 사람이나 문화를 평가할 때 정상이라는 기준을 자의적으로 세우고 그에 부합하지 않는 대상을 배제하거나 소외시킬 위험이 있다는 점을 시사합니다. 예컨대 문화 사대주의적인 시각을 가진 사람이라면, 세력이 강한 나라의 문화를 정상적인 것으로 간주하고 그와 다른 문화를 미개하거나 야만적인 것으로 취급할 수 있습니다.
둘째, 정상성에 관한 공유된 믿음은 전문가들에게서도 나타나는 광범위한 현상입니다. 이 경우, 전문가들은 그들의 전문성이 요구되는 상황에서마저도 편파적인 신념을 바탕으로 자신

의 판단을 정당화하는 문제가 발생할 수 있습니다. 예컨대 게임 중독이 어떤 수준에 이르렀을 때 중독 장애로 진단할 수 있는지, 그리고 그 원인이 무엇인지에 관하여 편파적인 지식과 신념을 근거로 제시하려는 경우를 떠올려 볼 수 있습니다.

문항 3

정상성에 관한 믿음으로 인한 배제 및 소외의 문제는 다른 문화적 배경에 대한 무지에서 비롯되며, 이는 다양성을 수용하지 않으려는 폐쇄적 태도로 표출됩니다. 이러한 현상은 전문가 집단에서도 발생할 수 있는데, 이를 해결하기 위해서는 타문화에 대한 자신의 무지를 인정하고 다양한 문화를 수용하려는 개방적인 태도를 갖추어야 합니다.

이에 따라 앞서 [문항 2]에서 말씀드린 첫 번째 문제인 문화 사대주의 사례는 문화 간의 우열이 성립할 수 없으므로 각각의 문화가 동등한 지위를 가진다는 점을 인식할 때 해결할 수 있습니다. 특정 문화에 대한 우열 의식은 상대 문화의 역사적·환경적 맥락을 이해할 때 비로소 해소될 수 있습니다. 그리고 이러한 이해를 바탕으로 각 문화를 인정하고 존중한다면 문화 절대주의적인 시각에서 벗어날 수 있을 것입니다.

다음 두 번째 문제인 게임 중독 관련 사례는 삶의 양상이 사람마다 다양할 수 있으므로 합리적인 근거에 기반하여 판단할 때 해결할 수 있습니다. 게임 중독의 수준에 대한 전문가들의 견해는 상이할 수 있는데, 왜냐하면 삶의 방식에 따라 비정상적인 수준으로 이해되는 정도가 다를 수 있기 때문입니다. 중독 장애를 판단할 수 있는 세부적인 판단 기준을 마련하고, 전문가들이 이를 토대로 게임 중독에 대한 판단을 내린다면 개인의 편파적인 견해에서 벗어나 전문성을 발휘할 수 있게 될 것입니다.

04 가능한 추가 질문

1. 의료 현장에서 마주할 수 있는 정상성에 관한 공유된 믿음의 예를 제시하고, 이를 마주했을 때 어떻게 대처할 것인지 설명하시오.

2. 신체의 기능을 '정상화'한다는 표현에 대해 어떻게 생각하는가?

4 비의료 영역

01 제시문 내용 확인

제시문

(가)

해외 원조를 늘리기 위해 일하는 사람은 다음과 같은 의견과 마주칠 수 있다. 우리는 우리 근처에 있는 사람들, 우리의 가족들을 돌봐야 하며, 그다음에는 우리나라의 빈곤한 사람들을, 그리고 그다음에야 멀리 있는 빈곤한 사람들을 돌봐야 한다는 주장이다. 의심할 여지없이 우리는 본능적으로 우리에게 가까운 사람들을 먼저 돕는다. 그러나 문제는 우리가 보통 무엇을 먼저 하느냐가 아니라 우리가 마땅히 무엇을 먼저 해야 하는가(문제의식)이다. 대상과의 물리적·심리적 거리가 원조의 책무에 있어 결정적인 차이를 만들어 낸다는 견해를 정당화할 타당한 근거를 찾기는 어려워 보인다(주장). 오히려 원조의 책무에서 차이를 만들어 낼 수 있는 기준으로 적합한 논리 중 하나는 모든 자원이 한정되어 있으므로 효과를 가장 크게 거둘 수 있는 곳에 한정된 자원을 활용하는 게 타당하다(근거)는 것이다. 미국에서 빈곤한 사람의 삶을 의미 있게 개선하려면 적어도 수천 달러가 드는 반면, 개발 도상국에서 빈곤과 관련된 질병으로 죽을 수도 있는 아이들의 생명을 구하는 데에는 천 달러도 들지 않는다.

(나)

'묵자는 차별 없는 사랑, 즉 겸애를 말하는데, 이것은 부모를 부정하는 것이며 부모를 부정하는 것은 마치 금수와 같다.' 이 문장은 『맹자』 등문공 하편에 수록된 것으로 맹자가 묵자의 겸애(兼愛) 사상을 비판하는 내용을 담고 있다(문제의식). 그는 인간이라면 응당 자신을 있게 해 준 부모에 대해 특별한 감사와 사랑을 가져야 한다고 보았다. 즉, 나의 부모와 다른 이의 부모를 상이한 지위를 지닌 존재로 이해하고 차별적으로 대우해야 한다는 것이다(주장). 이 같은 맹자의 별애(別愛) 사상은 자칫하면 가족 이기주의, 집단 이기주의의 토대가 된다고 비난받기도 한다. 그러나 나와 가까운 사람을 좀 더 편애하고 특별하게 사랑하는 행위가 정말 비난을 받아야 하는 것인지 생각해 보아야 한다. 만약, 내가 다른 이의 자식을 나의 자식과 같다고 한다면, 이 세상에서 오직 나만이 내 자식을 부양해야 하는 이유가 무엇인지 모호해진다. 달리 말하면, 만약 당신이 당신의 부모와 자식을 사랑한다면 그들은 당신에게 특별한 존재가 된다. 그리고 그 특별함은 당신의 부모와 자식에게 교환 불가능한 가치를 부여한다(책무의 정당화 근거). 만약,

그 특별한 존재를 다른 무언가와 교환하는 것이 가능하다면, 그 존재는 당신에게 더 이상 특별하지 않은 것이다. 누군가에게 특별한 '누군가'는 그 자체로 소중하고 가치 있는 존재이다.

* 출처
- 제시문 (가): 피터 싱어, 『실천윤리학』 부분 발췌 및 재구성
- 제시문 (나): 자체 제작

02 문제 요구 사항 확인 & 개요 작성

| 문항 1 |
제시문 (가)와 (나)에 제시된 도덕적 책무의 범위와 적용 기준을 비교하시오.

(1) 주제: 도덕적 책무의 범위와 적용 기준
(2) 기준에 따른 비교

	(가)	(나)
도덕적 책무의 범위 (주장)	모든 사람 (해외 원조)	행위자와 가까운 사람
도덕적 책무의 적용 기준 (근거)	효율성 논리 (가장 크게 효과를 거둘 수 있는지)	차별적 사랑 (대상의 특별한 · 교환 불가능한 지위)
사상적 배경 (추론)	공리주의 (이익 평등 고려의 원칙)	유교 (존비친소)

| 문항 2 |
제시문 (나)의 관점에서 제시문 (가)의 견해를 평가하시오.

(1) 제시문 (나)의 관점: 특별한 대상에 대한 차별적 사랑이 무차별적 사랑보다 옳다.
(2) 제시문 (가)의 견해 (평가 대상)
- 도덕적 책무는 모든 사람에게 동등할 것을 요구한다.
- 한정된 자원으로 가장 많은 행복을 산출할 수 있는 방식으로 해외 원조해야 한다.
(3) 비판점
- 가까운 사람에 대한 사랑과 관심은 자연적이고 본능적임을 간과하고 있다.
- 관계에서 비롯한 인간의 지위는 교환 불가능한 가치가 있음을 간과하고 있다.

| 문항 3 |
제시문 (가)와 (나) 중 하나를 선택한 후 그에 대한 자신의 견해를 말하시오.

(1) 제시문 (가) 선택했을 경우
- (가)를 선택한 이유: 최대 다수의 최대 행복 + 합리적 이성 (다다익선)
- (나)를 선택하지 않은 이유: 감정에 치우친 비합리적 태도, 가족 이기주의 가능성
(2) 제시문 (나)를 선택했을 경우
- (나)를 선택한 이유: 가까운 사람의 특별함
- (가)를 선택하지 않은 이유: 효율성만이 유일한 가치가 아님, 비인간적

03 예시 답안

| 문항 1 |
제시문 (가)와 (나)는 모두 다른 사람을 도와야 한다는 도덕적 책무에 관한 기준을 주제로 삼고 있지만, 그 책무의 범위와 적용 기준이 상이합니다.

먼저, 제시문 (가)는 도덕적 책무의 범위를 모든 사람으로 동등하게 설정하고 있으며, 원조 대상과의 물리적 거리가 영향을 미칠 수는 없다고 주장합니다. 그러나 이와 달리 제시문 (나)는 모든 사람을 동등하게 대우하는 묵자의 겸애를 비판하면서 친소 관계에 따라 도덕적 책무의 중요성이 달라질 수 있다고 주장합니다.

이 같은 차이는 두 제시문의 도덕적 책무를 정당화하는 기준 혹은 근거의 차이에서 기인합니다. 먼저, 제시문 (가)는 공리주의 논리를 바탕으로 가장 큰 효과를 거둘 수 있는 선택을 해야 한다고 말합니다. 따라서 같은 비용으로 더 큰 효과를 거둘 수 있는 개발 도상국에 대한 원조는 정당하다고 주장합니다. 반면, 제시문 (나)는 유교의 존비친소 논리를 근거로 가까운 사람에 대한 차별적 사랑이 성립할 수 있다고 주장합니다. 도덕적 책무의 대상으로서 가지는 특별한 지위는 그 대상과 행위자 간의 관계에서 비롯되며, 만약 그 관계로부터 비롯한 대상의 지위가 교환 불가능할 만큼 특별하다면 그 대상을 차별적으로 대우하는 게 허용된다고 주장합니다.

| 문항 2 |
제시문 (나)는 모든 사람에 대한 동등하고 무차별적인 사랑보다는 특별한 대상에 대한 차별적 사랑이 더 바람직하다고 주장합니다. 이러한 제시문 (나)의 차별적 사랑의 관점에서 볼 때, 제시문 (가)의 해외 원조에 관한 견해는 부정적으로 평가할 수 있습니다.

제시문 (가)는 도덕적 책무가 모든 사람을 동등하게 대우할 것을 요구하며, 따라서 해외 원조를 시행할 때는 가장 큰 효과를 볼 수 있는 방식으로 시행해야 한다고 주장합니다. 모든 사람

의 이익을 동등하게 고려한다면, 그 이익을 가장 크게 낼 수 있는 행위가 옳은 행위일 것이기 때문입니다.

그러나 제시문 (나)에 의하면, 제시문 (가)는 모든 사람의 이익을 동등하게 고려하느라 자연적이고 본능적인 인간의 성향을 간과하고 있다고 비판할 수 있습니다. 자신과 가까운 사람에게 더 큰 사랑과 관심을 가지는 것은 자연적이고 본능적인 것입니다. 만약, 모든 사람을 동등하게만 대우해야 한다면 이는 인간의 자연적인 성향을 배제한 비인간적인 태도라고 비판할 수 있습니다. 나아가 인간이 자신과 가까운 사람을 차별적으로 사랑하는 이유는 그 사람을 교환 불가능한 특별한 가치를 지닌 존재로 인식하기 때문입니다. 이를 간과하고 모든 사람을 동등하게 대우한다면 이는 내가 사랑하는 사람의 가치가 다른 사람과 교환될 수도 있다고 생각하는 것이나 다름없다고 비판할 수 있습니다.

┃문항 3┃

[제시문 (가)를 선택했을 경우]

저는 제시문 (가)의 견해가 더 타당하다고 생각합니다. 왜냐하면 도덕적 책무는 인간의 자연적 · 본능적 감정에서 벗어나 합리적 이성을 따르는 것이어야 한다고 생각하기 때문입니다. 인간이 동물과 다른 이유는 이성이 있기 때문이므로 도덕적 책임 역시 이성에 따라 모두에게 보편적으로 적용될 수 있어야 한다고 생각합니다. 따라서 모든 사람의 이익을 동등하게 계산해야 하며, 이때 가장 큰 이익을 실현할 수 있는 행위를 선택하는 것이 가장 합리적이라고 말할 수 있습니다.

물론 이러한 제시문 (가)의 견해에 대해 누군가는 인간의 특별한 관계를 간과하고 있다고 비판할 수 있습니다. 그러나 저는 오히려 감정에 치우쳐 다른 사람을 돕거나 차별적으로 사랑하는 행위는 비합리적이며, 나아가 가족 이기주의 혹은 집단 이기주의로 이어질 수 있는 위험을 내포한다고 생각합니다. 그러므로 저는 제시문 (가)의 견해가 더 바람직하다고 생각합니다.

[제시문 (나)를 선택했을 경우]

저는 제시문 (나)의 주장에 동의하는 바입니다. 왜냐하면 타인에 대한 도움은 진심에서 우러나올 때 진정한 가치를 지니며, 그러한 진심은 자신과 가까운 사람에 대해 느끼는 특별한 감정에서 찾을 수 있기 때문입니다. 생면부지의 사람에게 특별한 지위를 부여하기는 어렵습니다. 이는 그 사람에 대한 도움이 일회적일 가능성을 시사합니다. 그런데 타인에 대한 도움은 그 관심과 사랑이 지속적으로 실천될 때 더 가치 있으며, 자신과 가깝고 특별한 사람을 돕고자 할 때 이러한 실천 가능성이 안정적으로 유지될 수 있다고 생각합니다.

물론 누군가는 제시문 (나)의 견해를 효율성을 간과한 비합리적인 의견이며 이러한 태도는 집단 이기주의로 변질될 가능성도 있다고 비판할 수 있습니다. 그러나 저는 인간 사회에는 효율성 이외에도 다른 중요한 가치들이 존재하므로 효율성을 간과했다고 해서 비합리적인 것으로 볼 수는 없다고 생각합니다. 특히, 아무리 합리적이라 하더라도 효율성만을 기준으로 삼아

원조의 대상을 결정하는 것은 결국 인간의 가치를 수치화하고 나아가 인간 존엄성을 훼손하는 일이 된다고 생각합니다. 또한, 내 주위에 가까운 이웃이나 친구, 가족들이 고통받는 상황을 외면하고 생면부지의 사람들을 도와야 한다는 주장이 오히려 더 비인간적이라고 할 수 있을 것입니다. 따라서 저는 제시문 (나)의 견해가 더 바람직하다고 생각합니다.

04 ┃ 가능한 추가 질문

1. 의사로서 제시문 (가)와 (나) 중 어떤 입장을 선택하는 것이 더 바람직한지 본인의 견해를 밝히시오

2. 제시문 (가)와 (나)의 입장을 모두 참고하여, 의료 및 구호 물품을 해외에 원조할 때 고려해야 할 사항을 제시하시오.

1 의료 영역

01 제시문 내용 확인

자료 1 한국인의 개인 건강 관리 실태 및 인식 조사 결과(제목)

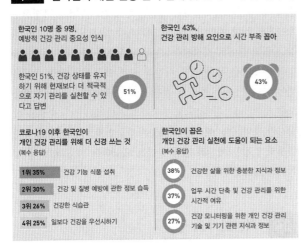

* 출처: eMD Medical News, "필립스, 아시아 국가 개인 건강 관리 실태 조사 결과 발표", 2022.07.25. 부분 발췌 및 재구성

02 문제 요구 사항 확인 & 개요 작성

문항 1

위 자료에서 주목할 만한 답변을 두 가지 언급하고, 그 이유를 설명하시오.

(1) 자료 제목 및 전체 내용 확인

한국인들의 건강 관리에 대한 인식을 보여 주는 자료

(2) 1차 해석

① 건강 관리의 필요성 인식
  • 예방적 건강 관리의 필요성에 대한 인식 90%
  • 적극적 건강 관리 태도 50% 이상

② 개인 건강 관리를 위해 신경 쓰는 것
  • 1위 건강 기능 식품을 섭취
  • 2위 건강 및 질병 예방에 관한 정보를 습득
  • 3위 건강한 식습관

③ 한국인이 꼽은 개인 건강 관리 실천에 도움이 되는 요소
  • 1위 건강한 삶을 위한 충분한 지식과 정보
  • 2위 업무 시간 단축 및 건강 관리를 위한 시간적 여유
  • 3위 건강 모니터링을 위한 개인 건강 관리 기술 및 기기 관련 지식과 정보

(3) 2차 해석
  • 대부분의 한국인들은 예방적 건강 관리의 필요성을 인식하고 있음
  • 그런데 건강 관리에 도움이 되는 요소가 지식과 정보라고 인식하고 있거나 신경 쓰는 것들의 1위가 건강 기능 식품 섭취, 2위가 정보 습득, 3위가 식습관 형성으로 나타남
  • 건강 관리를 위해 실질적으로 중요한 실천 방안은 운동이나 정기적인 검진 등임
  ➡ 한국인들의 건강 관리 실태: 건강 관리의 중요성은 인식하고 있으나 실질적인 실천은 하지 못하고 있음

문항 2

위 자료를 참고하여 질병 발생을 예방하는 데 필요한 개인적 차원의 노력을 두 가지 이상 제시하시오.

(1) 자료를 통해 확인할 수 있는 문제점

건강 관리의 필요성을 인식하고 있으나, 실질적으로 질병 예방이 가능한 방법을 통해 건강 관리를 하기보다는 건강 기능 증진에 초점이 맞춰져 있음

(2) 해결 방안
  • 건강 기능 식품 섭취에 대한 맹신을 경계해야 함
  • 개인에게 필요한 정보를 가려서 취합해야 함

문항 3

질병 발생을 예방하는 데 필요한 정부 차원의 노력을 두 가지 이상 제시하시오.

(1) 개인 건강 관리 기술 및 기기 관련 지식과 정보 제공
(2) 개인 건강 검진 기회 및 맞춤형 개별 의료 제공
(3) 개별 업무 시간 단축 등의 정책 제시 필요
  • 한국인의 43%가 건강 관리 방해 요인으로 시간 부족을 꼽았으며, 개인 건강 관리 실천 및 신경 써야 하는 요소로 업무 시간 단축 등의 요소가 중요 요소로 꼽힘
  • 한국인의 개인 건강 관리를 위해서는 과도한 업무 시간의 조정이 선행되어야 함

문항 1

제시된 자료는 한국인들의 개인 건강 관리에 대한 인식을 보여 주고 있습니다. 이에 따르면, 약 90%의 한국인들은 예방적 건강 관리의 필요성을 인식하고 있으며, 건강 관리를 위해 적극적으로 자기 관리를 실천하겠다고 말하는 사람의 비율도 절반이 넘는 것으로 나타납니다.

이 자료에서 주목할 만한 점은 '개인 건강 관리를 위해 한국인이 신경 쓰는 것 1위가 건강 기능 식품 섭취'라는 점과 '한국인이 꼽은 개인 건강 관리 실천에 도움이 되는 요소 1위가 건강한 삶을 위한 충분한 지식과 정보'라는 점입니다.

이 두 가지 요인에 제가 주목한 이유는 한국인들의 건강 관리에 대한 인식과 실제 실천 간의 괴리를 보여 주기 때문입니다. 한국인들은 예방적 건강 관리의 필요성과 더불어 건강 관리를 위해 충분한 지식과 정보가 필요하다는 점을 인식하고 있습니다. 그런데 실제로 실천하는 방법은 건강 기능 식품을 섭취하는 등 소극적인 방법에 그치고 있습니다. 건강 관리에 실질적으로 도움이 되는 실천 방안은 운동과 정기적인 건강 검진입니다. 그러나 자료는 한국인들이 시간과 여유 부족으로 인해 실질적인 건강 관리 방안을 실천하기보다는 소극적인 방법으로만 건강 관리를 실천하고 있음을 시사합니다.

문항 2

한국인들이 질병 예방에 대한 중요성을 인식하고 있음에도 불구하고, 건강 기능 증진 등 소극적인 방안에 더 큰 초점을 맞추고 있습니다. 이러한 상황은 진정한 예방적 건강 관리를 위한 보다 실질적인 이해와 적극적인 태도가 필요함을 시사합니다. 이를 위해 개인에게는 다음과 같은 노력이 요구됩니다.

첫째, 건강 기능 식품에 대한 맹신을 경계해야 합니다. 비록 많은 대중적인 건강 정보를 통해 건강 기능 식품이 필수적인 것으로 여겨지고 있지만, 이들 제품은 의약품이 아니므로 일정 부분 도움을 줄 수는 있을지 모르나, 과도하게 의존하면 자칫 건강 관리에 부적절한 영향을 끼칠 수 있습니다.

둘째, 각자에게 필요한 건강 정보를 선별하는 지혜가 필요합니다. 개인의 병력이나 유전적 취약점은 상이하므로 일반적인 정보에 기반한 건강 관리가 모두에게 효과적인 것은 아닙니다. 오히려 개별화된 병력 분석과 체계적인 건강 정보 관리가 질병 예방에 더욱 도움이 될 것입니다. 이러한 노력은 건강 관리의 효율성을 높이고, 예방적 접근을 실현하는 데 중요한 단계가 될 것입니다.

문항 3

한국에서 예방적 건강 관리를 강화하기 위해, 정부는 다음과 같은 방안들을 실행할 수 있습니다. 첫째, 최신 건강 관리 기술과 기기에 관한 정보를 제공함으로써 국민이 자신에게 필요한 건강 정보를 효과적으로 선별하고 활용할 수 있도록 지원해야 합니다. 이는 건강에 관한 의사 결정 과정을 개선하고, 건강 관리 역량을 향상시킬 수 있는 기반을 마련할 것입니다. 둘째, 정기적인 건강 검진을 받는 데 드는 비용을 지원하고 개별 맞춤형 의료 서비스를 제공해야 합니다. 개인의 건강 상태는 정기적인 정보 수집과 개별 맞춤 진단을 통해 정확히 파악할 수 있습니다. 이를 위해 주기적인 검진을 위한 비용을 일부 지원하고, 개별적으로 건강을 진단할 수 있는 서비스를 개발하여 효율적인 질병 예방이 가능하도록 해야 합니다. 셋째, 국민 건강 관리의 장애로 지적된 '시간 부족' 문제를 해결하기 위해 합리적인 조정을 통한 업무 시간과 근무 조건의 정책적 개선을 해야 합니다. 이는 개인의 건강 관리에 충분한 시간을 할애하도록 하여, 국민의 삶의 질과 국가의 전반적인 건강 수준을 향상시킬 것입니다. 이러한 조치들은 한국인의 건강한 생활 습관 형성과 진정한 예방적 건강 관리를 도모하는 데 도움이 될 것이라고 생각합니다.

04 가능한 추가 질문

1. 국민 건강 증진을 위해 질병을 사전에 예방하려는 노력과 사후적으로 치료하는 데 들이는 노력 중 어떤 노력이 더 중요하다고 생각하는가? 그 이유는 무엇인가?

2. 의약품과 건강 기능 식품의 차이가 무엇이라고 생각하는가?

3. 현대 사회에서 질병 예방학이 중요해지고 있는 이유에 대해 본인의 견해를 밝히시오.

4. 환자가 건강 기능 식품을 맹신하여 의사가 권고한 치료를 거부한다면, 어떻게 설득할 것인가?

5. 건강 기능 식품에 대한 맹신으로 발생한 부작용 사례를 제시해 보시오.

📖 **더 읽어보기**

[질병 예방과 건강 관리]

질병 예방적 관점에서 분류한 일차 예방은 건강한 상태에 있는 개인 또는 인구 집단의 건강을 보호 또는 증진하는 것과 질병 발생을 예방하는 것이다. 건강 증진은 '사람들로 하여금 자신의 건강과 건강 결정 요인을 조절할 수 있는 능력을 계발하여 자신의 건강을 향상시킬 수 있게 하는 과정(2005 Bangkok Charter for Health Promotion in a Globalized World)'으로 사람들이 자기 스스로 건강을 보호하고 향상시키는 것이므로 최상의 예방 대책이라 할 수 있다. 건강 증진의 방법으로는 보건 교육을 통하여 적절한 영양 섭취와 적절한 운동을 하게 하고, 흡연·과음·위험한 성행위 등 건강의 위해 요인을 피하도록 하고, 자동차 안전벨트나 헬멧과 같은 보호 장구의 사용으로 손상을 방지하고, 산모의 교육을 통해 자기 건강 관리를 하도록 하고, 쾌적한 생활 환경과 작업 환경을 조성하는 방법 등이 있다. 건강 증진 능력의 계발은 이차 예방과 삼차 예방에도 적용할 수 있다.

질병 발생을 예방하는 것에는 예방 접종, 개인 위생 관리, 안전한 식수 공급과 하수 처리 등 환경 위생 관리, 소음이나 분진, 화학 물질이나 방사능 등 유해 작업 환경으로부터 보호, 추락이나 익수, 화재 또는 교통사고 등을 방지할 수 있는 시설 또는 제도적 장치를 통한 손상 예방, 비타민이나 철분과 같은 특수 영양소 보충, 발암 물질로부터 보호, 알레르기 항원으로부터 보호, 혼전 상담을 통한 유전 질환 예방 등이 있다. 이처럼 건강한 생활 습관과 올바른 건강 행태를 형성하여 유지하게 하고, 우리의 생활 환경과 작업 환경을 안전하고 쾌적하게 하면 암·심혈관 질환·당뇨병 등 각종 만성 질환과 감염성 질환, 그리고 많은 종류의 손상을 예방할 수 있다.

이차 예방은 무증상기의 개인 또는 인구 집단의 불건강 상태를 조기에 발견하여 조기 치료 또는 효과적인 대응을 함으로써 큰 병으로 발전하는 것이나 전염병의 확산, 합병증 또는 후유증을 막거나 장애 기간을 줄이는 것이다. 이를 위한 방법에는 선별 검사(screening test), 환자 발견(case-finding), 건강 진단(health examination) 등이 있다. 선별 검사로는 신생아를 대상으로 페닐케톤뇨증(phenyl-ketonuria, PKU)과 같은 선천성 대사 이상, 선천성 갑상샘 기능 저하증, 청력 장애 등을 찾아내어 조기에 적절한 치료를 함으로써 장애를 방지하는 것과 팝도말 검사(Pap smear)로 자궁목암을 조기에 발견하는 것, 안압 측정 또는 시신경 유두 검사로 녹내장을 조기에 발견하는 것 등 여러 가지가 있다.

대한예방의학회, 『예방의학과 공중보건학(제4판)』 참고

---

2 의료 영역

01 제시문 내용 확인

자료 최근 5년 12월 종별 시도별 허가 병상 수 현황

(단위: 병상, %)

종별	상급 종합 병원			종합 병원			병원			의원		
연도	2018	2022	증감율	2018	2022	증감율	2018	2022	증감율	2018	2022	증감율
소계	44,814	48,057	7.2	107,290	111,005	3.5	165,302	132,262	-20.0	62,863	53,350	-15.1
서울특별시	17,254	18,026	4.5	16,064	15,685	-2.4	18,950	16,943	-10.6	10,750	9,314	-13.4
부산광역시	3,843	3,016	-21.5	8,949	9,635	7.7	13,937	13,212	-5.2	4,182	3,505	-16.2
대구광역시	4,235	4,714	11.3	3,179	3,815	20.0	14,204	10,090	-29.0	2,864	2,948	2.9
인천광역시	3,151	3,209	1.8	4,984	5,320	6.7	7,300	5,572	-23.7	4,321	3,447	-20.2
광주광역시	1,931	1,929	-0.1	5,574	5,612	0.7	8,059	7,455	-7.5	2,575	2,305	-10.5
대전광역시	1,321	1,303	-1.4	4,066	3,942	-3.0	5,524	4,883	-11.6	2,852	2,280	-20.1
울산광역시		998		3,046	2,382	-21.8	4,042	2,395	-40.7	1,141	1,016	-11.0
세종특별자치시					651			73		330	351	6.4
경기도	5,040	5,078	0.8	20,786	23,871	14.8	29,020	25,700	-11.4	14,519	11,519	-20.7
강원도	851	1,664	95.5	4,726	3,656	-22.6	5,991	3,953	-34.0	1,914	1,544	-19.3
충청북도	818	792	-3.2	4,054	3,842	-5.2	4,653	3,834	-17.6	2,462	2,211	-10.2
충청남도	1,706	1,789	4.9	3,430	3,683	7.4	3,858	3,710	-3.8	2,829	2,367	-16.3
전라북도	1,865	1,994	6.9	3,922	4,108	4.7	9,228	5,903	-36.0	3,493	3,204	-8.3
전라남도	684	684	0.0	7,143	7,485	4.8	10,737	8,645	-19.5	2,389	2,129	-10.9
경상북도				7,811	7,804	-0.1	11,054	5,325	-51.8	2,503	2,077	-17.0
경상남도	2,115	2,861	35.3	7,292	7,294	0.0	17,964	13,775	-23.3	3,314	2,897	-12.6
제주특별자치도				2,264	2,220	-1.9	781	794	1.7	425	236	-44.5

* 출처: 청년의사, "대형 병원이 대세… 상급종병 병상 수 늘고 나머지는 줄어", 2023.05.06. 발췌

| 문항 1 |

[자료]를 분석하고, 이를 통해 알 수 있는 의료 기관 분포 양상에 관해 설명하시오.

(1) 자료 제목 및 전체 내용 확인

건강 보험 심사 평가원이 제공한 최근 5년 12월 종별 시도별 허가 병상 수 현황

(2) 1차 해석

① 총 허가 병상 수: 2022년 12월 기준 724,212병상, 2018년 대비 2.4% 증가

② 병상 종류별 증감

• 상급 종합 병원: 7.2% 증가 / 종합 병원: 3.5% 증가

• 병원: 20.0% 감소 / 의원: 15.1% 감소

③ 상급 종합 병원 병상 분포 (2022년)

수도권: 54.8% (26,313병상) / 서울: 37.5%

④ 전체 병상 지역별 분포

수도권: 약 40% / 서울: 약 17%

(3) 2차 해석

• 상급 종합 병원 / 종합 병원 규모 증대 (전문화된 의료 서비스 수요 증대)

• 상급 종합 병원 / 종합 병원은 서울에서 40~50%에 육박하며 전체 유형을 기준으로 볼 때 서울에만 약 17%가 분포되어 있음

• 의료 자원의 편향적 분배 (수도권 집중 양상)

| 문항 2 |

[문항 1]에서 설명한 의료 기관 분포 양상에 관한 자기 생각을 말해 보시오.

(1) 수도권에 몰릴 수밖에 없는 이유

• 의료 인프라와 자원

• 인구 밀도

(2) 수도권에 편향되어서는 안 된다.

(정부 및 의료 종사자들 모두가 공유하는 방향으로 답변 초점화)

• 의료 접근성의 불균형

• 지역별 의료 서비스의 격차(불평등 구조 양산)

| 문항 3 |

[문항 1]에서 제시한 의료 기관 분포 양상의 문제를 지적하고, 해결 방안을 제시하시오.

(1) 의료 기관 분포 양상의 문제점

의료 자원의 수도권 집중 분포에 따른 지역별 의료 서비스의 격차와 불균형

(2) 해결 방안

① 정책적 지원

• 지역별 의료 인프라 개선 프로그램을 실행

• 정부 및 지방 자치 단체의 재정적ㆍ정책적 지원을 강화

② 인센티브 제공

• 지방 의료 기관 설립 및 운영에 대한 세제 혜택 제공

• 지역 의료 인력에 대한 금융 인센티브 및 보조금을 지급

③ 의료 인력 교육 및 배치

• 의료 전문 인력 교육 프로그램의 지역 확장

• 지방 병원 근무 의료 인력에 대한 추가 보수 및 경력 개발을 지원

④ 기술적 투자

• 첨단 의료 장비와 기술의 지역 병원 배분

• 원격 의료 서비스 및 텔레헬스 기술에 대한 투자 증대

⑤ 규제 완화 및 개선

• 의료 서비스 제공에 대한 행정적 장벽을 감소

• 지역 의료 기관 설립 및 운영에 대한 규제를 완화

| 문항 1 |

제시된 자료에 따르면, 2022년 12월 기준으로 전국의 총 허가 병상 수는 724,212 병상에 달하며, 이는 2018년 대비 2.4% 증가한 수치입니다. 이를 병원 유형별로 세분화해 보면, 상급 종합 병원과 종합 병원의 병상 수는 각각 7.2%와 3.5% 증가하였으나, 일반 병원과 의원의 병상 수는 각각 20.0%와 15.1% 감소하였습니다. 이는 전체 병상 중에서 보다 전문화된 의료 서비스를 제공하는 상급 종합 병원과 종합 병원에 대한 수요가 증가하였고, 해당 수요가 반영된 것으로 추론할 수 있습니다.

그런데 이러한 병상의 증대 양상을 지역별로 분석해 보면, 상급 종합 병원은 수도권에만 50%가 넘게 집중되어 있으며, 나아가 서울이 37% 이상을 차지하고 있습니다. 종합 병원 또한 수도권에만 40% 넘게 분포되어 있음을 알 수 있는데, 이는 전문화된 의료 서비스 수요 증대에 따른 병원 증대가 수도권 지역에 집중적으로 분포하여 분배되었음을 시사합니다. 물론 각 권역별 인구수를 고려할 때 인구수가 많은 수도권 및 광역시에 대체로 상급 병원이 대거 분포할 수밖에 없다는 결론이 도출될 수도 있습니다. 그러나 병원 유형 전체의 병상 수를 기준으로 서울이 약 17%를 차지한다는 점을 함께 고려한다면, 전문화된 의료 자원이 서울을 중심으로 수도권에 과도하게 분포되어 있는 양상을 확인할 수 있습니다.

| 문항 2 |

제시된 자료를 바탕으로 의료 기관 분포 양상을 확인한 후 저는 먼저 수도권에 의료 기관이 집중되는 이유를 파악하고자 하였습니다. 그리고 수도권에 의료 기관이 집중적으로 편향되어

서는 안 된다고 생각하였습니다. 이 두 가지 논점에 맞춰 제 생각을 말씀드리도록 하겠습니다.

먼저, 수도권에 의료 기관이 집중되는 주된 이유는 두 가지로 생각해 볼 수 있습니다. 첫째, 수도권의 인구 밀도가 다른 지역에 비해 상대적으로 높은데, 이에 따라 의료 서비스에 대한 수요도 더 많기 때문입니다. 의료 서비스에 대한 수요가 형성되면 자연스럽게 해당 수요를 충족하기 위한 공급 재원이 형성될 것입니다.

둘째, 수도권은 우수한 의료 인프라와 인적 자원을 보유하고 있어 경쟁 관계가 형성되기에 용이하기 때문입니다. 의료 서비스의 질과 효율성을 극대화하기 위해서는 최첨단 의료 장비와 기술을 갖추어야 할 뿐만 아니라, 많은 의료 인력이 필요합니다. 따라서 이미 많은 수의 의료 인프라와 인적 자원을 보유한 수도권에 다수의 의료 서비스 제공 기관이 모여든 것이라고 추측할 수 있습니다. 다수의 의료 기관이 포진해 있으므로 의료 기관 간 경쟁을 통해 의료 서비스의 질을 상승시킬 수 있으며, 더 많은 이익 창출 기회를 형성할 수 있을 것입니다.

하지만 저는 의료 기관이 수도권에 집중되어서는 안 된다고 생각합니다. 그리고 이렇게 생각한 근거로 의료 기관의 수도권 집중 분포로 인한 심각한 문제점을 제시하고자 합니다. 의료 기관의 수도권 집중 분포는 첫째, 의료 접근성의 불균형을 발생시킵니다. 수도권 외 지역, 특히 지방이나 농촌 지역에 거주하는 사람들은 고품질의 의료 서비스를 이용하기 위해 멀리 이동해야 하는 불편을 겪게 됩니다. 이는 긴급한 의료 상황에서 특히 더 큰 위험을 초래할 수 있습니다.

둘째, 의료 기관의 수도권 집중 분포와 지역별 의료 서비스의 격차는 사회적·경제적 불평등을 심화시킵니다. 의료 자원이 부족한 지역의 주민들은 동일한 건강 문제에 대해서도 더 낮은 수준의 의료 서비스를 받게 되며, 이는 전반적인 국민 건강 수준에도 부정적인 영향을 끼칠 수 있습니다. 이러한 근거들을 바탕으로 저는 의료 기관의 특정 지역 집중 분포 양상이 해소되어야 한다고 생각합니다.

| 문항 3 |

의료 기관의 수도권 편중은 다음과 같은 중대한 문제를 야기하므로 반드시 해결되어야 합니다. 의료 접근성의 불균형과 지역별 의료 서비스의 격차는 사회적·경제적 불평등을 심화시킬 뿐만 아니라 긴급 의료 상황에서의 위험을 증가시키고 전반적인 국민 건강 수준에 부정적인 영향을 미칩니다. 따라서 의료 기관의 균형 있는 분포를 촉진하는 정책적 조치가 필요합니다. 이를 해결하기 위해 정부와 지방 자치 단체는 지역별 의료 인프라 개선에 필요한 재정적·정책적 지원을 강화해야 합니다. 이때 의료 낙후 지역을 회생시키기 위한 지원은 단순히 재정적 차원을 넘어 실질적인 의료 인력을 배치하는 방향까지 설정되어야 합니다. 이를 촉진하기 위해 해당 근무지에서의 근무 시 인센티브를 제공하고, 교육 및 근무 환경을 개선해야 할 것입니다. 이처럼 의료 서비스를 제공하는 데 소요되는 행정적·정책적 장벽을 완화하고 균등한 의료 서비스 배분에 성공한다면,

의료 서비스의 질을 전국적으로 향상시키고 모든 시민이 거주 지역에 관계없이 필요한 의료 서비스를 받을 수 있는 환경을 조성하는 데 기여할 것입니다.

04 가능한 추가 질문

1. 지방의 인구가 소멸되어 가고 있는 상황에서 지방의 의료 기관을 확충하는 것에 대한 장단점을 말해 보시오.

2. 의료 서비스와 관련된 지역 격차 문제를 해소하기 위해 의료인이 할 수 있는 노력에는 무엇이 있다고 생각하는지 말해 보시오.

3. 제시된 표에서 최근 상위 의료 기관의 병상 수가 증가하고 있는데, 그 원인이 무엇인지 본인의 견해를 제시해 보시오.

05 관련된 읽기 자료

더 읽어보기

[상급 종합 병원과 종합 병원의 구분]

1. 상급 종합 병원 (3차 병원): 3년마다 재지정 및 취소 가능
   (1) 종합 병원 중에서 중증 질환에 대하여 난이도가 높은 의료 행위를 전문적으로 하는 종합 병원
   (2) 20개 이상의 진료 과목, 각 진료 과목마다 전속하는 전문의를 둘 것
   (3) 전문의가 되려는 자를 수련시키는 기관일 것
   (4) 보건 복지부령으로 정하는 인력·시설·장비 등을 갖출 것
   (5) 질병군별 환자 구성 비율이 보건 복지부령으로 정하는 기준에 해당할 것

2. 종합 병원 (2차 병원)
   (1) 100개 이상의 병상을 갖출 것
   (2) 100병상 이상 300병상 이하
      • 내과, 외과, 소아 청소년과, 산부인과 중 3개의 진료 과목
      • 영상 의학과, 마취 통증 의학과와 진단 검사 의학과 또는 병리과를 포함한 7개 이상의 진료 과목
      • 각 진료 과목마다 전속하는 전문의를 둘 것

(3) 300병상 초과
- 내과, 외과, 소아 청소년과, 산부인과, 영상 의학과, 마취 통증 의학과, 진단 검사 의학과 또는 병리과, 정신 건강 의학과 및 치과를 포함한 <u>9개 이상의 진료 과목</u>
- 각 진료 과목마다 전속하는 전문의를 둘 것

1차 병원은 30개 미만의 병상을 갖추고 단일 과목을 진료하는 곳으로, 외래 환자 또는 단기 입원 환자를 대상으로 운영하는 병원이다. 의원이나 보건소가 대표적이다.

2차 병원은 30개 이상의 병상을 갖추고 법으로 정해진 진료 과목 요건을 갖춘 병원급 의료 기관이다. 대개 1차 병원에서 진료를 받아도 증상이 호전되지 않거나 보다 정밀한 검사가 필요한 경우, 수술 등 입원 치료가 필요한 경우에 주로 방문하게 되는 의료 기관으로 '병원, 전문 병원, 종합 병원' 등이 2차 병원에 해당한다.

일반적으로 환자는 1, 2차 병원을 먼저 방문하여 의사 소견이 기재된 진료 외뢰서를 발급받고 3차 상급 종합 병원의 진료를 받게 된다.

『2023 보건의약관계법규』 참고

---

3 비의료 영역

01 제시문 내용 확인

자료 1 고도계를 이용한 평균 해수면 측정 결과

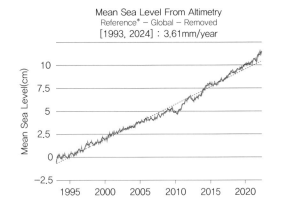

Mean Sea Level From Altimetry
Reference* – Global – Removed
[1993, 2024] : 3.61mm/year

자료 2 170년간 전지구 지표면 온도 변화 추이

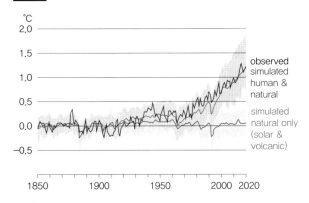

자료 3 교통수단별 온실가스 배출량

서울~부산 교통수단별 온실가스 배출량(단위: kg, 이산화탄소 환산)

교통수단	항공	철도	버스	승용차 (휘발유)	승용차 (경유)	승용차 (하이브리드)
배출량	8,000	5,299	291	50	43	38
1인당 배출량	53.3 (150명 탑승 기준)	5.9 (900명 기준)	10 (28명 기준)	50	43 (승용차 아반떼 동급 기준)	38

* 출처
- [자료 1]: 중앙일보, "올해 해수면 0.45cm 올랐다. 역대급 온난화 경고한 세계 기상 기구", 2021.11.01. 부분 발췌
- [자료 2]: 외교부, 「기후 변화에 관한 정부 간 협의체, 제6차 평가 보고서 종합 보고서 승인」, 2023.03.20. 부분 발췌
- [자료 3]: 세계일보, "급증하는 비행기는 온실가스 주범, 플라이트 셰임 어때요", 윤지로 기자, 2019.11.02. 부분 발췌

02 문제 요구 사항 확인 & 개요 작성

│ 문항 1 │
[자료 1]과 [자료 2]를 보고 분석한 내용을 설명하시오.

(1) 자료 제목 및 전체 내용 확인
- [자료 1]
  1995년부터 2020년까지 약 30년간 해수면 높이의 변화를 제시
- [자료 2]
  1850년부터 2020년까지 170년간 전지구의 실제 지표면 온도 변화와 요인별(인간적·자연적 초래, 자연적 초래) 온도 변화를 제시

(2) 1차 해석 (구체적 수치 및 경향성)
① [자료 1]
- 매년 일정하게 상승하는 우상향의 그래프 개형
- 1995년부터 2020년까지 약 해수면 높이 14cm 상승
② [자료 2]
- 1850년~1950년까지: 자연적 / 인간적·자연적 온도 변화 추이 유사
- 1960년도 이후: 자연적 온도 변화 / 인간적·자연적 온도 변화 차이 발생
  (인간적·자연적 원인으로 한 온도 변화 우상향)

- 1990년도 이후: 인간적·자연적 온도 변화 우상향, 급상승
- 1990년도 이후: 자연적 온도 변화 추이 유사

(3) 2차 해석 (결론 및 결론의 의미 제시)

① [자료 1]

해수면 높이가 꾸준히 상승하고 있으며, 앞으로도 상승할 것이라는 예측이 가능함

② [자료 2]

1950년대부터 지표면 온도가 계속 상승하고 있으며, 주된 원인은 인간으로 추측됨

③ 종합 결론

- 두 그래프 모두 우상향하고 있으며, 공통 원인은 지구 온난화
- 두 자료 모두 1990년 이후 급격한 지구 온난화의 양상을 보여 주고 있음

| 문항 2 |

[자료 1]과 [자료 2]가 공통적으로 시사하는 문제점을 밝히고, [자료 3]을 참고하여 해결 방안을 제시하시오.

(1) 공통 시사 문제점: 지구 온난화

(2) 해결 방안: 온실 가스 줄이기 ([자료 3]에 의해 구체화)

① 대중교통 이용하기

- 개인적 차원: 대중교통 이용하기
- 국가적 차원: 국민의 대중교통 이용 유인 방안
  예 대중교통 비용 절감 정책 등

② 하이브리드 차량 이용하기

- 개인적 차원: 하이브리드 차량 구매
- 국가적 차원: 친환경 에너지 개발 정책 지원

03 예시 답안

| 문항 1 |

제시문의 자료들은 지구 온난화로 인한 지구의 변화를 수치로 보여 주고 있습니다. [자료 1]은 1995년부터 2020년까지 해수면 높이 변화를, [자료 2]는 1850년부터 2020년까지 지구의 지표면 온도 변화와 요인별(인간 초래, 자연 초래) 온도 변화를 제시하고 있습니다.

먼저 [자료 1]의 수치를 분석해 보겠습니다. [자료 1]은 기울기가 3.61인 그래프와 거의 일치하는 매년 일정하게 상승하는 우상향 그래프의 개형을 보이고 있습니다. 해수면 높이는 1995년부터 2020년까지 약 14cm 상승하였고, 평균 3.61mm 상승 중입니다. 이를 통해 해수면의 높이가 꾸준히 상승하고 있으며, 앞으로도 비슷한 비율로 해수면의 높이가 상승할 것이라고 예측할 수 있습니다.

다음으로 [자료 2]의 수치를 분석해 보겠습니다. [자료 2]는 시기별로 다음과 같은 특징을 보입니다. 1850년~1950년까지 온도 변화는 ±0.5로 일정하였으며, 특히 인간이 초래한 온도

변화와 자연적 온도 변화가 유사한 양상을 보여 줍니다. 그러나 1960년도 이후 인간이 초래한 인간적 온도 변화가 우상향하도록 좀 더 상승 그래프를 그리다가 1990년도 이후에는 급격히 기울어졌습니다. 한편, 자연적 요인에 의한 온도 변화는 계속 일정하게 유지되는 양상을 보여 줍니다. 이를 통해 1960년대부터 지표면의 온도가 계속 상승 중이며, 이에 대한 주된 원인은 인간이 초래한 것임을 추측할 수 있습니다.

두 그래프 모두 1990년대 이후 일정한 비율로 우상향하는 양상을 보이며, 1990년 이후 급격하게 진행되고 있는 지구 온난화의 양상을 보여 주고 있습니다.

| 문항 2 |

위의 두 자료가 공통적으로 시사하는 문제점은 1990년대 이후로 지구 온난화가 가속화되고 있다는 점입니다. [자료 2]에서 확인할 수 있듯이, 지구 온난화는 인간이 초래한 것이라고 할 수 있습니다. 그러므로 이를 해결하기 위해서는 온실가스 배출량을 줄여야 하는데, 그 구체적인 방안을 [자료 3]을 참고하여 제시할 수 있습니다.

[자료 3]에는 철도나 버스와 같은 대중교통을 이용할 때 1인당 온실가스 배출량이 상대적으로 급감하는 양상이 나타나 있습니다. 좀 더 구체적으로 수치화하면, 개인이 승용차를 이용할 경우 1인당 온실가스 배출량은 38~50kg으로 평균 43.6kg 정도 되는 반면, 버스나 철도를 이용할 시 온실가스 배출량은 각각 10kg과 5.9kg로 나타납니다. 이는 대중교통을 이용할 때 온실가스 배출량을 약 80% 절감할 수 있다는 사실을 시사합니다. 그러므로 개인적·국가적 차원에서 대중교통을 이용하는 노력이 필요합니다. 개인은 승용차를 이용하기보다는 가급적 대중교통을 이용하려고 노력해야 하며, 국가는 대중교통 비용을 절감할 수 있도록 할인 정책을 시행하여 국민들의 대중교통 이용을 유인할 수 있어야 합니다.

그러나 현실적으로 모든 국민이 언제나 대중교통만을 이용할 수는 없을 것입니다. [자료 3]에 따르면, 하이브리드 차량의 온실가스 배출량이 휘발유 차량에 비해 낮습니다. 개인은 가급적 휘발유 차량보다는 하이브리드 차량을 구매하고, 정부는 친환경 에너지를 개발할 수 있는 정책을 지원하여 가능한 한 온실가스 배출량을 줄여 나가야 한다고 생각합니다.

1. 지구 온난화가 의학적으로 미칠 수 있는 영향을 한 가지 이상 제시하시오.

2. 지구 온난화 해결을 위한 초국가적 차원의 해결 방안이 있다면 무엇인지 제시하시오.

3. 지구 온난화 해소를 위한 국제 회의에 참여하기 위해 비행기에 탑승하여 이동하는 상황에 대해 어떻게 생각하는가?

4 ⬛ 비의료 영역

01 제시문 내용 확인

자료 1 군집 정도에 따른 외부 위협 대응도

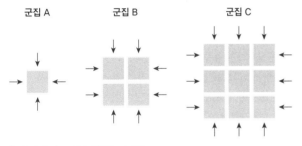

군집 A   군집 B   군집 C

* 각 화살표는 외부 위협을 의미함

자료 2 대한민국 부처별 국제 공동 · 위탁 연구 개발 과제 수 추이
(단위: 건, %)

구분	2017	2018	2019	2020	2021	증가율^{주)}
과학 기술 정보 통신부	278	203	268	292	114	−61.0
산업 통상 자원부	160	143	127	127	143	12.6
국토 교통부	46	45	48	39	15	−61.5
해양 수산부	26	28	21	20	9	−55.0
환경부	10	22	20	18	0	−100.0
기타 부처	103	32	32	38	10	−73.7
국제 공동 · 위탁 합계 (A)	623	473	516	534	291	−45.5
연구 개발 과제 전체 (B)	61,280	63,697	70,327	73,501	74,745	1.7
국제 공동 · 위탁 비중 (A/B)	1.02	0.74	0.73	0.73	0.39	−

* 주: 2020년도 대비 2021년도 증가율

* 출처
- [자료 1]: 자체 제작
- [자료 2]: 권성훈, 「과학기술 국제협력 현황과 개선 방향」, NARS 현안 분석 (제263호) 발췌

02 문제 요구 사항 확인 & 개요 작성

| 문항 1 |
[자료 2]를 보고 분석한 내용을 두 가지 이상 설명하시오.

(1) 자료 제목 및 전체 내용 확인
대한민국 부처별 5개년 국제 공동 · 위탁 연구 개발 과제 수 변화

(2) 1차 해석
① 부처별 국제 공동 · 위탁 연구 개발 과제 수 분석
- 산업 통상 자원부를 제외한 모든 부처의 국제 공동 · 위탁 연구 개발 과제 수 급락
- 과학 기술 정보 통신부 2017년 대비 2021년 약 59% 하락
- 산업 통상 자원부 2017년 대비 2021년 약 10% 하락
- 국토 교통부 2017년 대비 2021년 약 67% 하락
- 해양 수산부 2017년 대비 2021년 약 57% 하락
- 환경부 2017년 대비 2021년 약 100% 하락
- 기타 부처 2017년 대비 2021년 약 90% 하락
② 국제 공동 · 위탁 연구 개발 과제 비율 감소 현상
- 전체 연구 개발 과제 중 국제 공동 · 위탁 비중은 2017년 1.02에서 2021년 0.39로 약 61.7% 하락
- 연구 개발 과제 전체는 지속적으로 증가
- 국제 공동 · 위탁 합계는 지속적으로 감소

(3) 2차 분석
- 전반적으로 국제 협력을 통한 연구 개발이 감소
- 과학 기술 활용 관련 부처들 (과학 기술 정보 통신부, 국토 교통부, 해양 수산부) 하락 양상

| 문항 2 |
[자료 1]과 [자료 2]를 참고하여, 국내 연구 개발 현황의 문제점을 지적하고 이를 해결하기 위한 노력을 제시하시오.

(1) [자료 1] 해석
① 자료 설명: 군집의 크기에 따른 외부 위협 대응도
② 1차 해석(수치적 분석)
- 군집 A: 규모가 1일 때 규모 1당 감당해야 하는 위협의 정도 4
- 군집 B: 규모가 4일 때 규모 1당 감당해야 하는 위협의 정도 2
- 군집 C: 규모가 9일 때 규모 1당 감당해야 하는 위협의 정도 $\frac{4}{3}$
- 규모가 16일 때는 16 규모 1당 감당해야 하는 위협의 정도 1(예상 가능)

③ 2차 해석(종합 및 결론)
- 종합: 규모의 크기에 따라 규모 1당 감당해야 하는 위협의 정도 감소
- 결론: 협력이 증대할수록 외부 위험 대응력 증가 → 협력의 필요성

(2) [자료 2] 해석
① 자료 설명: 우리나라 부처별 국제 공동·위탁 연구 개발 현황
② 2차 해석
국제 공동·위탁 연구 개발이 감소세 → 협력적 관계 약화
③ 해결 방안
- 국제 협력 연구 개발 증대
- 민간·대학 연구소 개발 및 예산 확충 및 정책 규제의 완화

03 예시 답안

문항 1

[자료 2]는 2017년부터 2021년까지 5년간 대한민국의 부처별 국제 공통·위탁 연구 개발 과제의 개수 변화를 보여 주고 있습니다. 이와 관련하여 우선 첫 번째로 부처별 국제 공동·위탁 연구 개발 과제 수를 분석해 보겠습니다. 5년 동안 모든 부처의 국제 공통·위탁 연구 개발 과제 수는 급감하였으며, 2021년 산업 통상 자원부를 제외한 모든 부처가 2017년 대비 50% 이상의 하락세를 보이고 있습니다. 특히, 과학 기술 정보 통신부, 국토 교통부, 해양 수산부는 2020년 대비 60%에 가까운 하락세를 보인다는 점을 확인할 수 있습니다.

다음 두 번째로, 전체 연구 개발 과제 중 국제 공동·위탁 비중 역시 감소하는 현상을 분석할 수 있습니다. 수치상으로는 2017년 전체 연구 개발 과제 중 국제 공동·위탁 비율은 1.02였으나, 2021년에는 0.39로 약 61.7% 하락하였습니다. 특히, 연구 개발 과제 전체는 지속적으로 증가해 온 반면, 국제 공동·위탁 연구 개발 합계는 지속적으로 감소하고 있습니다.

이 같은 분석을 통해 대한민국의 연구 개발이 독자적으로 이루어지는 경향은 강화되었으나, 국제적 협력 관계를 통해 연구·개발되는 경향이 감소하고 있음을 확인할 수 있습니다. 그리고 그러한 감소 추세가 과학 기술이 주요하게 활용되는 부처에서 크게 감소하고 있다는 점도 확인할 수 있습니다. 따라서 대한민국의 과학 기술 연구 분야에서 협력적인 양상이 부족하다고 해석할 수 있습니다.

문항 2

먼저 [자료 1]은 협력적 관계의 필요성에 대해 보여 주고 있습니다. [자료 1]에 따르면, 군집의 크기가 커질수록 대응해야 하는 외부 위협의 정도가 감소하는 것으로 나타나기 때문입니다. 군집 규모가 1일 때는 규모 1이 감당해야 하는 위협의 정도가 4지만, 그 규모가 각각 4와 9로 커질 때는 위협의 정도도 각각 2와 $\frac{4}{3}$로 감소한다는 것을 확인할 수 있습니다. 따라서 [자료 1]은 군집의 규모가 커질수록 감당해야 하는 위협의 정도가 감소한다는 것을 보여 주며, 이는 군집, 즉 협력적 관계가 다양하고 복잡할수록 대응할 수 있는 문제가 많아진다는 것을 시사합니다.

이러한 관점을 참고할 때, [자료 2]의 국내 연구 개발 과제 현황은 협력적 관계가 감소하고 있다는 문제를 보여 줍니다. 2021년 대한민국 연구 개발 과제 전체 수는 지속적으로 증가하는 반면, 국제 공동·위탁 합계 수는 지속적으로 감소하는 것을 확인할 수 있습니다. 이는 독자적인 연구 개발은 증가한 반면, 협력적인 관계를 통한 연구 개발이 감소한다는 사실을 의미합니다. 그런데 이처럼 협력 관계를 통한 연구 개발이 줄어들 경우, 대응할 수 있는 문제 또한 감소한다는 한계가 있습니다.

그러므로 이를 해결하기 위해서는 국제 협력 연구 개발을 늘리고 그 관계를 지속적으로 유지할 수 있어야 합니다. 이때 연구 개발 분야에서 국제적 협력 관계는 정부보다는 민간 차원에서 좀 더 유연하게 형성될 수 있습니다. 그러므로 정부는 민간 연구소 및 대학에 관련 예산을 확충하고 정책적인 규제를 완화함으로써, 민간 차원에서 협력적인 연구 개발이 활성화되도록 지원해야 합니다.

04 가능한 추가 질문

1. 공동 연구·개발에 협력하는 데 필요한 개인 차원의 역량이 있다면 무엇인가?

2. 독자적인 연구·개발 성과가 공동 연구·개발 성과보다 전반적으로 뛰어나다고 생각하는가? 그렇다면 혹은 그렇지 않다면 그 이유는 무엇인가?

3. 의학 연구에서 공동 및 협력적 태도가 중요한가? 그렇다면 혹은 그렇지 않다면 그 이유는 무엇인가?

1 의료 영역

01 제시문 내용 확인

제시문

당신은 소아 청소년과 전문의(주체)이며, 4년 동안 아토피 피부염을 앓고 있는 6세 남아 환자(환자) A를 치료해 왔다. 그런데 진료를 받으러 병원에 방문한 환자 A의 상태를 확인한 결과, 다행히 환자 A는 별다른 고통을 호소하지 않고 있으나(환자의 현 상태) 증세가 악화되어 입원 치료를 시행(전달 내용)해야 한다. 당신은 환자 A의 보호자에게 이 사실을 전해야 하는 상황이다(문제 상황).

* 출처: 제시문 자체 제작

02 문제 요구 사항 확인 & 개요 작성

│ 문항 1 │

당신은 환자 A의 보호자에게 입원 치료가 필요하다고 말해야 한다. 이때 발생할 수 있는 문제를 예상하여 제시하시오.

(1) 확인 가능한 내용

  환자 정보: 6세 남아(미성년자), 현재 고통 호소하지 않음

(2) 추측 가능한 내용

  • 어린 환자의 입원에 관한 보호자의 불안한 심리

  • 현재 환자가 별다른 고통을 호소하지 않음을 고려할 때 보호자는 입원 치료가 불필요하다고 생각할 수 있음

(3) 예측 가능한 문제

  • 의사의 입원 치료 권고에 대한 보호자의 심리적 혼란이 발생할 수 있음

  • 보호자의 심리적 혼란으로 인해 환자의 치료 지연 및 거부 문제가 발생할 수 있음

  ➡ 이는 환자의 이익 저하로 이어지며, 따라서 선행의 원칙에 근거할 때 의사 개입이 필요

│ 문항 2 │

[문항 1]에서 예상한 문제를 해결하기 위해 유의해야 할 사항이 있는지, 있다면 그것이 무엇인지 제시하고 그 이유를 설명하시오.

(1) 문제 해결의 방향성

  보호자의 심리적 혼란을 낮춰 치료와 관련된 의사 결정 도움 → 원활한 치료 진행 가능

(2) 유의 사항

  ① 보호자의 입장 파악

    • 역지사지, 공감의 자세가 요구됨

    • 혼란을 느끼는 원인을 파악하고 적절한 해결 방안을 모색하기 위해 필요

  ② 권고한 치료에 대한 충분한 정보 제공

    자율성 존중 원칙 충족과 보호자의 의사 결정 과정을 돕기 위해 충분한 정보를 제공할 필요가 있음

│ 문항 3 │

[문항 2]에서 제시한 유의 사항을 고려하여 예상한 문제의 적절한 해결 방안을 제시하시오.

(1) 보호자의 심리적 혼란 완화

  • 4년간 형성된 라포르에 기반한 대화를 추구

  • 입원 치료에 대한 걱정 및 두려움에 대해 공감

  • 보호자와 치료에 관한 의사 소통이 가능한 환경을 조성

(2) 치료에 대한 충분한 정보 제공

  • 치료에 관한 보호자의 질문에 적극적으로 답변

  • 권고한 치료에 대한 효과 및 부작용에 대해 객관적인 정보를 제공

  • 권고한 치료가 환자의 최선의 이익을 보장하기 위해 필요하다는 점을 전달

(3) 환자의 이익을 위한 협력 관계 구축

  보호자의 심리적 혼란을 낮추고 치료에 관한 다양한 정보를 제공함으로써 적절한 의사 결정을 내릴 수 있도록 도와 환자에게 필요한 치료가 시행될 수 있게 함

03 예시 답안

│ 문항 1 │

주어진 상황은 소아과 전문의로서 보호자에게 어린 환자의 입원 치료가 필요하다는 점을 전달해야 하는 상황입니다. 이때 보호자의 심리적 혼란으로 인한 치료 지연 및 거부가 발생할 수 있습니다. 현재 환자는 6세이므로 어린 환자의 입원 치료는 부모에게 부담으로 다가올 수 있습니다. 더욱이 현재 환자가 별다른 고통을 호소하고 있지 않기에 보호자는 입원 치료의 필요성을 느끼지 못할 수도 있습니다. 따라서 부모는 의사의 권고에도 불구하고 적기에 의사 결정을 내리지 못할 수 있으며, 이는 환자의 이익을 저해할 수 있습니다.

제시한 문제를 해결하기 위해서는 크게 두 가지 사항을 고려해야 합니다. 첫째, 보호자의 입장을 이해해야 합니다. 권고한 치료가 보호자에게 어떤 의미로 느껴질 지 헤아리지 못한다면 치료와 관련된 의사소통이 원활하게 이루어지기 어렵기 때문입니다. 따라서 역지사지의 자세로 권고한 치료에 대해 보호자가 느끼는 혼란을 파악하고, 이를 바탕으로 적절한 소통 방식을 모색하는 것이 중요합니다.

둘째, 권고한 치료에 대한 정보 전달의 중요성을 인식해야 합니다. 보호자가 느낄 혼란을 완화하는 데만 치중하여 치료에 관한 정보를 충분히 제공하지 않는 것은 자율성 존중의 원칙에 부합하지 않기 때문입니다. 따라서 치료에 관한 충분한 정보를 보호자에게 제공함으로써 보호자가 환자의 이익을 최우선으로 보장하는 선택을 할 수 있도록 도와야 합니다.

문항 3

[문항 2]에서 제시한 유의 사항을 고려하여 저는 2단계의 과정을 통해 문제를 해결해 나갈 것입니다. 1단계는 보호자를 안정시키는 것입니다. 권고한 입원 치료로 인해 느꼈을 혼란스러움과 두려움을 이해하고 공감하면서 보호자를 우선 심리적으로 안정시킬 것입니다. 이때 4년간의 통원 치료로 쌓은 라포르를 활용한다면 보호자를 더욱 효과적으로 안정시키는 것이 가능하리라고 생각합니다. 보호자의 감정이 진정되면 치료와 관련된 의사소통이 가능한 환경이 조성될 것입니다.

2단계는 치료에 대한 충분한 설명을 제공하는 것입니다. 치료에 대한 효과와 부작용을 객관적으로 전달하고, 보호자의 질문에 적절한 답변을 제공함으로써 보호자의 의사 결정권을 존중할 것입니다. 특히, 권고한 치료가 환자의 이익을 보장하기 위해 필요하다는 점을 설명할 것입니다.

결과적으로 이러한 과정을 통해 보호자와의 협력 관계를 구축하여, 소아 환자의 이익을 위한 적절한 치료가 이루어질 수 있도록 할 것입니다.

04 가능한 추가 질문

1. 입원 치료가 필요함을 설명했음에도 불구하고 보호자가 이를 거부할 때, 의사로서 어떻게 대처하는 것이 적절하다고 생각하는가?

2. 주어진 상황에서 어린 환자에게도 시행할 치료에 대한 설명을 해야 한다고 생각하는가? 그렇다면 또는 그렇지 않다면 이유는 무엇인가?

3. 보호자인 부모의 의료적 결정에 대해 미성년자인 환자가 반대한다면, 의사로서 어떻게 대처할 것인가?

05 관련된 읽기 자료

더 읽어보기

[소아 환자의 치료와 관련된 의사 결정]

의료 상황에서 성인 환자의 의사 결정 권한은 일반적으로 자율성 존중의 원칙에 근거하여 부여된다. 이 원칙은 의사 결정 능력이 있는 환자라면 자신의 몸에 행해지는 치료를 결정할 권리를 가진다고 명시한다. 반면, 소아 환자는 법적으로 자신의 치료를 결정할 권한을 갖지 못한다. 따라서 소아 환자 치료와 관련하여 대부분의 경우 부모들이 대리 의사 결정자로 여겨진다. 부모들에게 이러한 권한을 부여하는 것은 그들이 단순히 부모이기 때문이 아니라, 아이를 가장 잘 이해하고 대변할 수 있다고 여겨지기 때문이다. 성인 환자의 대리 의사 결정은 환자가 사전에 표현한 의사를 따르거나 환자가 의사 표현이 가능한 상태였다면 원했을 것으로 생각되는 의사에 기반하여 이루어진다. 반면, 소아 환자와 관련된 의사 결정에서 부모와 의료진은 일반적으로 '최선의 이익'이라는 기준에 근거한다. 이 기준에 따라 부모와 의료진은 소아 환자에게 최선의 이익을 보장해 줄 수 있는 선택지를 검토하여 결정한다.

이처럼 소아 환자를 치료할 때 함께하는 의사 결정(shared decision making) 과정은 필수적이며, 이 과정에서 의료진은 부모의 결정이 적절한지 재확인하는 역할을 해야 한다. 부모들이나 의료진 모두가 납득할 수 있는 결정이라면, 보통 추가로 검토할 필요 없이 채택한다. 그러나 의료진이 부모의 결정이 최선의 것이 아니라는 의심을 갖게 되면, 자문을 구하거나 윤리 위원회 혹은 사법 제도와 같은 갈등 해결을 위한 자원을 동원해야 한다. 이를 통해 알 수 있듯이 의료에서 부모들이 개입할 수 있는 범위가 존재하지만, 아이에게 위해가 될 것이 확실한 선택은 받아들여지지 않는다. 부모의 권한을 제한하는 극단적인 예로는 부모의 행동이 아이에게 직접적으로 신체 손상을 초래하는 학대의 경우가 해당된다.

한편, 모든 소아 환자가 의사 결정 능력이 결여된 것은 아니다. 대부분 18세가 되기 전까지 자율적인 의사 결정이 인정되지 않지만, 청소년의 경우 자신의 의학적 치료에 대해 의견을 가질 수 있다. 반면, 유아는 치료를 결정해야 하는 상황에서 무엇이 최선인지를 결정할 수 없을 것이다. 또한, 같은 나이라 하더라도 환경적 요인이나 선천적 요인에 따라 발달 상태가 다르게 나타날 수 있다. 따라서 의료인은 의사 결정 과정에서 소아 환자를 무조건적으로 배제하기보다는 발달 상태 및 의사 결정 능력의 수준을 고려해 소아 환자를 포함하는 것을 지향해야 한다.

의사 결정 상황에서 소아 환자의 참여를 존중하는 하나의 방식은 소아 환자에게 관련된 정보를 공유해 주는 것이다. 그러나 소아 환자에게 어떠한 정보를 공유할 것인지의 문제는 공유해야 하는 정보의 내용이 부정적일 때 복잡해진다. 예를 들어, 치료가 어려운 병에 걸렸다는 사실이나 사망 확률이 높다는 사실을 소아 환자에게 반드시 전달해야 하는지에 대해서는 다양한 의견이 있을 수 있다. 이와 관련해서 매우 어린 소아 환자는 해당 사실을 전달해 준다고 하더라도 충분히 이해하지 못할 가능성이 높다. 따라서 어린 소아 환자에게는 현 상태에 대한 정확한 사실을 전달하는 것도 중요하지만, 가족과 함께 있다는 점을 강조해 안심시키는 것이 중요하다. 하지만 인지 능력이 어느 정도 발달한 소아 환자들에게는 현 상태에 대해 불확실한 태도나 무응답으로 대응하는 것이 오히려 독이 될 수 있다. 따라서 의료진은 부모와의 소통과 아이의 발달 상태를 고려해 소아 환자에게 적절한 정보를 제공할 필요가 있다.

대한 중환자 의학회, 『중환자실 의료윤리』, p.146−151 참고

2 의료 영역

01 제시문 내용 확인

> **제시문**
>
> 당신은 일반 외과 전공의(주체)로, 선배인 의사 A(갈등 대상)와 함께 환자 B를 담당하고 있다. 며칠 전 외래 진료 환자 B는 최근 대변을 볼 때마다 검은색 핏덩이가 나온다고 설명하면서 내원하였다. 이에 의사 A는 환자 B를 진찰한 뒤 급성 항문 열창(치루)이라고 진단(의사 A의 진단)하고 해당 수술을 준비 중이다. 그런데 수술 전 혈액 검사를 시행한 당신은 환자 B의 혈색소 수치가 6.5g/dl로 정상 수치인 12~16.5g/dl에 크게 미치지 못하므로 내부 출혈을 의심해야 하는 상황임을 인지(주체의 진단)하였다. 이에 당신은 환자 B에게 내시경 검사를 시행해서 내부 출혈 발생 여부를 확인해야 한다고 주장하였으나, 의사 A는 자신의 의학적 진단이 맞다고 반박하면서 당신의 의견을 무시하고 수술을 준비하라고 말하고 있다(갈등 내용).

* 출처: 서울경제, "십이지장 출혈을 치루로 오진한 외과 의사, 이례적 구속 판결", 김태원 기자, 2023.09.28. 부분 발췌 및 재구성

02 문제 요구 사항 확인 & 개요 작성

| 문항 1 |

제시문에서 발생한 문제를 요약하여 제시하시오.

(1) 환자 B의 증상

　대변에 검은색 핏덩이가 섞여서 나옴

(2) 선배 의사 A와 나의 진단

　• 의사 A: 급성 항문 열창(치루), 수술 치료 필요

　• 나: 내부 출혈 의심(근거 − 환자의 비정상적인 혈색소 수치), 내시경 검사 시행 필요

(3) 발생한 문제

　• 환자에 대한 나와 의사 A의 의학적 진단이 엇갈림

　• 이러한 상황 속에서 선배 의사 A는 나의 의견을 무시한 채 수술 준비를 지시함

| 문항 2 |

[문항 1]에서 요약한 문제 상황을 해결하기 위해 유의해야 할 사항이 있는지, 있다면 그것이 무엇인지 제시하고 그 이유를 설명하시오.

(1) 문제 해결의 방향성

　선배 의사 A를 설득하여 환자의 진단에 관한 견해 차이를 확인하고, 정확한 진단 및 치료 계획 수립을 위한 협력을 도모해야 함

(2) 고려 사항

　① 환자의 이익

　　• 부정확한 진단에 기반한 치료는 환자의 상황을 악화시킬 수 있음

　　• 이는 선행의 원칙에 부합하지 않음

　② 의료인의 갈등이 환자와 보호자에게 미칠 영향

　　진단에 대한 의료인 사이의 갈등은 환자나 보호자에게 불안감을 조성하며, 의료인의 판단에 대한 신뢰를 떨어뜨릴 수 있음

　③ 선배 의사와의 관계

　　• 환자에게 필요한 치료를 제공하기 위해 소통하고 협력해야 하는 관계

　　• 원활한 치료가 이루어지기 위해서는 원만한 관계가 유지될 필요성이 있음

[문항 2]에서 제시한 유의 사항을 고려하여 발생한 문제의 적절한 해결 방안을 제시하시오.

(1) 진단 근거의 타당성 검토 촉구
- 오진으로 인해 환자의 이익이 저하되는 것을 방지
- 환자의 상태에 대한 신속하고 정확한 진단이 가능

(2) 환자와 분리된 공간에서 갈등 해결 시도
의료인의 갈등으로 환자와 보호자가 불안함을 느낄 수 있는 문제 상황을 예방

(3) 불필요한 비난 지양, 존중과 경청의 태도 견지
환자의 이익을 위해 소통하고 협력하는 관계가 훼손되지 않도록 하여 환자의 치료 과정이 원활하게 진행되도록 함

03 예시 답안

| 문항 1 |

현재 환자 B의 진단을 두고 선배 의사 A와 갈등하는 문제 상황이 나타나고 있습니다. 환자 B는 진찰 과정에서 최근 대변을 볼 때 검은색 핏덩이가 나왔다고 진술하였고, 이에 대해 선배 의사 A는 급성 항문 열창으로 진단 후 수술 준비를 지시하였습니다. 하지만 저는 환자의 비정상적인 혈색소 수치를 근거로 내부 출혈의 가능성을 배제하기 어렵다고 판단하였고, 선배 의사 A에게 내시경 검사가 필요함을 주장하였습니다. 그러나 선배 의사 A는 이를 무시한 채 수술 준비를 지시하고 있는 상황입니다.

| 문항 2 |

환자의 진단에 관한 의사 A와의 갈등을 해결하기 위해서는 다음의 세 가지 사항을 고려해야 합니다. 먼저, 환자의 이익 보장을 우선시해야 합니다. 의료인은 선행의 원칙에 따라 환자에게 최선의 이익이 되는 선택을 해야 하는 의무가 있습니다. 이때 부정확한 진단은 필요한 치료가 적기에 시행되는 것을 방해해 환자 B의 상황을 악화시킬 수 있습니다. 따라서 이성적인 태도로 갈등을 해결해 신속하게 환자의 현 상태에 대한 정확한 진단을 내릴 수 있도록 해야 합니다.

다음으로 의료인의 갈등이 환자와 보호자에게 미칠 부정적 영향을 인식해야 합니다. 진단에 대한 의료인 사이의 갈등은 의학적 지식을 갖고 있지 않은 환자와 보호자에게 불안을 초래할 수 있습니다. 이를 고려하여 환자와 분리된 공간에서 갈등이 해결될 수 있도록 노력해야 합니다.

마지막으로 갈등 당사자인 선배 의사 A와 맺고 있는 관계의 중요성을 고려해야 합니다. 선배 의사 A와 저는 의료인으로서 환자의 치료를 위해 소통하고 협력해야 하는 관계를 맺고 있으며, 이러한 관계가 유지될 때 환자들에 대한 원활한 치료의 시행이 가능합니다. 따라서 해당 갈등 상황으로 인해 관계가 훼손되지 않도록 불필요한 비난을 지양해야 합니다.

| 문항 3 |

제시한 고려 사항들을 바탕으로 저는 다음과 같이 선배 의사 A와의 갈등 상황을 해결할 것입니다. 먼저, 선배 의사 A에게 진단 근거의 타당성 검토를 제안할 것입니다. 환자의 이익을 보장하는 적절한 치료를 하기 위해서는 환자의 증상에 기반한 정확한 진단이 선행되어야 합니다. 그러나 현재 환자에 대한 진단이 엇갈리는 상황입니다. 이러한 상황에서 선배 의사 A의 지시를 맹목적으로 따른다면 오진으로 인해 환자의 상황이 악화될 수 있습니다. 따라서 선배 의사 A를 설득해 서로가 내린 진단의 근거를 검토하여 정확한 진단을 내릴 것입니다.

또한, 환자와 분리된 공간에서 갈등 해결이 이루어질 수 있도록 노력할 것입니다. 환자의 진단에 대한 의료인 사이의 갈등은 환자와 보호자에게 불안감을 야기할 수 있습니다. 이러한 불안감은 환자의 증상 개선에도 도움이 되지 않을 뿐만 아니라 의사의 판단에 대한 신뢰 저하로까지 이어질 수 있습니다. 따라서 환자와 분리된 공간에서 선배 의사 A와의 견해 차이를 좁히기 위한 대화를 시도할 것입니다.

마지막으로 문제 해결 과정에서 불필요한 비난을 지양하고 존중과 경청의 태도를 견지할 것입니다. 선배 의사 A와 저는 환자의 치료를 위해 소통하고 협력해야 하는 관계를 맺고 있으며, 이러한 관계가 유지될 때 환자 B뿐만 아니라 앞으로 마주할 환자들에 대한 치료가 원활하게 진행될 수 있습니다. 따라서 그러한 관계를 훼손할 수 있는 비난을 지양하고 서로의 의견을 경청하고 존중하며 갈등 상황이 해결될 수 있도록 노력할 것입니다.

04 가능한 추가 질문

1. 설득에도 불구하고 선배 의사 A가 본인의 의견을 무시한다면, 어떻게 대응할 것인가?

2. 의사로서 환자에게 잘못된 진단이나 처치를 내렸을 경우, 어떻게 해결할 것인가?

3. 오진으로 인해 환자에게 무익하지만 무해한 치료가 시행되었을 경우, 해당 사실을 환자에게 알려야 한다고 생각하는가?

📖 더 읽어보기

[의료 과실을 대하는 태도]

과거에는 의료 과실과 관련해 의사들은 환자들에게 직접 이야기하지 않도록 권고받았고, 이를 병원 변호사에게 의뢰하였다. 그러나 최근 사회 기조 변화와 함께 의료계에서도 의료 과실에 대한 태도 변화가 일어나고 있다. 이와 관련해 하버드대 공중 보건학 박사 루시안 리프(Lucian Leape)를 비롯한 의료 전문가들은 의사가 환자에게 의료 과실을 직접 이야기하는 것이 당연한 일일 뿐만 아니라 다음과 같은 세 가지의 이점도 가지고 있다고 보았다. 첫째, 의료 과실을 인정하는 것을 통해 환자의 안전을 보장할 수 있는 기회를 가질 수 있다. 의료 과실을 숨기려고만 하지 않고 인정한다면 실수를 분석해야만 알 수 있는 것들을 깨달을 수 있고, 이로 인해 현재 피해를 입은 환자뿐만 아니라 앞으로 만나게 될 환자의 안전을 도모할 수 있게 된다. 둘째, 과실을 저지른 의사가 죄책감으로 인해 의료 행위를 그만두는 것을 방지할 수 있다. 자신이 저지른 실수에 대해 솔직하게 인정하고 사과하는 경험은 의사로 하여금 과거 실수에 매몰되지 않고 앞으로 만나는 환자에게 최선을 다할 것을 다짐하게 되는 계기가 되어줄 수 있다. 마지막으로 의료 과실을 공개하고 인정하는 것은 의료 소송의 위험을 실제로 줄여줄 수 있다. 많은 환자와 가족은 단지 환자에게 무엇이 일어났는지 알고 과실에 대해 사과를 받고자 하는데, 이러한 요청이 받아들여지지 않을 경우 소송을 진행하게 되는 것이다. 따라서 의료 과실을 인정하고 사과를 구하는 것은 의료 소송의 발생을 막아줄 수 있다.

이러한 이점에도 불구하고 의료 현장에서 의사들은 과실임이 명백한 경우에도 이를 인정하는 것을 망설이곤 한다. 그 이유 중 하나로 과실과 관련해 환자 또는 보호자와 대화를 나누는 것에 대해 느끼는 어려움을 들 수 있다. 일반적으로 의료 현장에서 의사들은 환자에게 나쁜 소식을 전달하는 것을 어려워하며, 이와 관련해 일부 책임이 있음을 인정해야 할 때 더욱 어려움을 느낀다. 이로 인해 어떤 의사는 과실을 인정하는 것을 완전히 회피하기도 하며, 반대로 사실 관계를 정확하게 파악하기도 전에 보호자에게 과실에 대해 모두 책임지겠다고 섣불리 약속하기도 한다. 두 가지 태도 모두 의료 과실을 대하는 적절한 태도라고 볼 수 없다. 의료 과실에 대해 환자 및 보호자와 적절한 소통이 이루어지기 위해서는 체계적인 접근이 필요한데, 이를 간략하게 제시하면 다음과 같다.

먼저, 과실이 발생했을 때 의사는 현재 환자의 치료에 집중해야 함을 명심해야 한다. 과실이 자신에게 가져올 부정적인 영향에 사로잡혀 환자의 치료에 집중하지 못한다면 환자의 상태가 더욱 악화될 수 있기 때문이다. 따라서 의사는 과실이 발생한 현재 환자의 치료가 지속되어야 한다는 점을 가장 우선적으로 의식해야 한다. 다음으로 과실과 관련된 내용을 병원 관리자를 비롯한 관계자에게 알리고, 환자나 보호자와 어떻게 소통할 것인지 계획을 수립해야 한다. 이를 통해 소통 과정에서의 불필요한 혼란을 사전에 예방할 수 있다. 이러한 과정을 거쳐 환자 및 보호자와 직접 대화를 하게 된다면, 환자의 입장에 공감하고 적절한 사과를 하는 것이 중요하다. 현재까지 알고 있는 사실과 앞으로의 계획들을 분명하게 설명해 환자와 보호자와의 관계가 더 악화되지 않도록 노력해야 한다. 한편, 과실을 인정하고 이에 대해 사과한다고 하더라도 바로 용서받지 못할 수 있음을 인지해야 한다. 과실이 발생한 사실을 알리는 것은 물론 옳은 일이지만, 과실로 인해 어그러진 관계를 다시 회복하기 위해서는 긴 시간이 필요하기 때문이다. 이러한 일련의 과정들은 의사와 환자 모두에게 적절한 치유의 시간을 제공해 줄 것이며, 더 나아가 투명한 의료 시스템 구축에 기여할 것이다.

대한중환자의학회, 『중환자실 의료윤리』, p.207–214 참고

3   **비의료 영역**

01   제시문 내용 확인

제시문

당신은 오랜 친구였던 A(고려 대상 1)와 함께 고등학교에 입학하였다. A와는 다른 반으로 배정받았지만, 여전히 쉬는 시간과 점심시간 등을 A와 보내며 잘 지내고 있었다. 그러던 어느 날, A가 자신의 반에서 친한 친구가 생겼다며 B(고려 대상 2)를 당신에게 소개해 주었다. 취미와 관심사도 비슷한 B와 당신, 그리고 A는 금방 친하게 어울릴 수 있었다. 즐거운 1학년을 보내고 2학년이 되자 당신은 B와 같은 반이 되었지만 A는 혼자 다른 반으로 배정받았다. 점심시간에 A가 오길 기다리던 중, B가 갑자기 A에 관한 안 좋은 소문을 들었다면서 당신에게 그 소문을 전하려 하고 있다(문제 상황).

* 출처: 제시문 자체 제작

문항 1

당신은 친구 B가 전하고자 하는 친구 A에 관한 소문을 듣겠는가? 듣겠다면 혹은 듣지 않겠다면 그 이유는 무엇인가?

(1) 소문을 듣겠다
　① 친구 A와의 우정 유지
　　• 소문의 내용을 확인하지 않고 소문의 존재에 기반해 친구를 판단하는 것은 적절하지 않음
　　• 소문 내용의 참/거짓 여부를 판단할 필요가 있음
　　• 만약 소문의 내용이 거짓 → 소문이 발생한 원인과 상황 파악 → 억울한 일 방지
　　• 만약 소문의 내용이 참 → 필요한 조언과 도움 고민
　② 친구 B와 친구 A의 관계 유지
　　• B는 A와 친구가 된 기간이 짧음
　　• 소문 내용의 참/거짓을 판단하기 어려울 뿐만 아니라 거짓된 소문을 믿고 친구 A와 거리를 둘 수 있음
　　• 따라서 이를 방지하기 위해 소문 내용의 확인이 필요
(2) 소문을 듣지 않겠다
　① 소문을 듣는 것의 불필요성
　　• 일반적으로 소문은 과장되거나 꾸며지는 경우가 많음
　　• 따라서 소문을 듣는 것은 A와의 관계 유지에 도움이 되지 않고 오히려 관계를 악화시킴
　　• 소문에 기대기보다는 A와 직접 소통하면서 건강하게 관계를 맺는 것이 바람직함
　② 친구 A의 감정 고려
　　• 현재 친구 A가 오고 있는 상황
　　• A가 자신에 대한 나쁜 소문을 듣게 된다면 혼란과 불안함을 느낄 가능성이 높음
　　• 이를 예방하기 위해 B의 행동을 저지할 필요가 있음

문항 2

당신은 친구 B와 있었던 일을 친구 A에게 전달하겠는가? 전달하겠다면 혹은 전달하지 않겠다면 그 이유는 무엇인가?

(1) 전달하겠다
　① 친구 관계에서의 신뢰 유지
　　• A에 대한 안 좋은 소문의 존재 → 의심 유발
　　• 안 좋은 소문을 알고 있었다는 것을 뒤늦게 A가 알게 됨 → 배신감 유발
　　• 의심, 배신감 → 신뢰 저하 → 관계 악화
　② 친구 A의 선택 존중
　　• 소문의 내용을 전하지 않는 것 → A의 선택권 존중하지 않음
　　• 특히, 소문의 내용이 친구 A와 밀접하게 관련됨
　　• 따라서 친구 A에게 소문의 내용 전달할 필요가 있음 → A의 선택권 존중

(2) 전달하지 않겠다
　① 친구 A와 친구 B 사이를 이간질할 위험 존재
　　• B로부터 소문을 듣지 않은 경우 → 소문의 내용과 소문을 전하려 한 B의 의도 알 수 없음
　　• A가 B를 오해할 가능성 있음 → A와 B의 관계 악화
　② 소문에 대한 친구 A의 인식 방해
　　• B로부터 소문의 내용을 들었다 하더라도 이를 A에게 잘못 전달할 가능성이 있음
　　• A와 B가 직접 대화할 수 있는 기회를 마련할 필요가 있음

문항 1

[소문을 듣겠다고 선택한 경우]

제시된 상황에서 친구 B는 A에 대한 안 좋은 소문을 전하려 하고 있습니다. 이러한 상황에서 저는 친구 B가 전하려는 소문의 내용을 듣는 선택을 할 것입니다. 그 이유는 첫째, 친구 A와의 관계를 건강하게 유지하기 위해서입니다. 저와 친구 A는 오랜 친구 사이로 소중한 관계를 맺고 있다고 할 수 있습니다. 이때 소문의 내용을 확인하지 않고 소문의 존재에만 기대어 친구를 함부로 판단하는 것은 우정의 가치에 위배된다고 생각합니다. 따라서 저는 소문의 내용을 직접 확인하여 친구 A와 어떻게 관계 맺어 나갈 것인지 선택할 것입니다. 구체적으로 소문의 내용이 거짓이라면, 그러한 소문이 발생한 원인과 상황을 파악해 친구 A에게 억울한 일이 발생하는 것을 방지할 것입니다. 또한, 소문의 내용이 참이라면, 친구 A에게 필요한 조언과 도움이 무엇일지 고민할 것입니다.

둘째, 잘못된 소문으로 친구 B와 A의 관계가 소원해지는 것을 예방하기 위해서입니다. B와 A는 친구가 된 지 얼마 안 된 사이입니다. 이런 상황에서 B는 소문 내용의 참/거짓을 판단하기 어려울 것이며, 잘못된 소문임에도 이를 믿고 A와 멀어질 수 있습니다. 따라서 저는 대화 중에 소문에 대한 B의 태도를 확인하고, B의 태도가 A에 대한 잘못된 사실에 기초해 있다면 이를 정정해 B와 A의 관계가 유지될 수 있도록 할 것입니다.

[소문을 듣지 않겠다고 선택한 경우]

현재 친구 B가 A에 대한 안 좋은 소문을 전하려는 상황이 나타나 있습니다. 이때 저는 친구 B의 행동을 저지해 A에 대한 소문을 전해 듣지 않을 것입니다. 그런 선택을 한 이유는 크게 두 가지입니다. 먼저, 소문의 내용을 전해 듣는 것이 A와의 관계 맺음에 아무런 도움도 되지 않기 때문입니다. 소문의 내용은 다른 사람의 입을 거치면서 거짓되거나 과장되기 쉽습니다. 따라서 이러한 소문의 내용을 전해 듣는 것은 오랜 친구 A와의 관계 유지에 도움이 되지 않을 뿐만 아니라 오히려 소문으로 인해 A를 오해해서 관계가 악화될 수도 있습니다. 따라서 저는 소문의 내용을 듣지 않고, 친구로서 제가 직접 경험한 사실에 기반해 A와의 관계를 건강하게 유지해 나갈 것입니다.

다음으로 A가 자신에 대한 안 좋은 소문을 듣고 심리적 불안을 겪는 상황을 예방하기 위해서입니다. 현재 A는 점심시간을 맞이해 B와 제가 있는 반으로 오고 있습니다. 따라서 B가 전하려는 내용을 A가 우연히 들을 확률을 배제할 수 없습니다. 자신에 대한 나쁜 소문을 듣는다면, 그 소문의 참/거짓 여부와 상관없이 A는 마음이 심란해질 것이며 학교에서의 남은 시간을 편안하게 보낼 수 없을 것입니다. 따라서 저는 제시된 상황에서 소문을 전하려는 B의 행위를 일단 저지해 그 행위로 인해 A가 겪을 심리적 불안과 혼란을 예방할 것입니다.

| 문항 2 |

[전달하겠다고 선택한 경우]

저는 친구 B와 있었던 일을 A에게 전달할 것입니다. 그 이유는 첫째, 친구 관계에서 신뢰를 유지하는 데 필요하기 때문입니다. [문항 1]에서 어떤 선택을 하든지 간에 저와 B는 A에 대해 안 좋은 소문이 존재한다는 것을 인지하고 있는 상황입니다. 이러한 상황은 친구 A에 대한 의심을 야기할 수 있습니다. 또한, 친구 A가 다른 사람을 통해 저와 B가 자신에 대한 안 좋은 소문을 알고 있었음에도 말하지 않았다는 사실을 알게 된다면 배신감을 느낄 수 있습니다. 의심과 배신감은 서로에 대한 신뢰를 떨어뜨려 관계를 악화시킬 수 있습니다. 따라서 이를 방지하기 위해서는 친구 A에게 B와 있었던 일을 솔직하게 이야기해야 한다고 생각합니다.

둘째, 친구 A의 선택을 존중하기 위해서입니다. B에게 소문의 내용을 전해 들었음에도 불구하고 A가 상처받을 것을 걱정하여 이를 전달하지 않는 것은 A의 행위 선택권을 존중하지 않는 행위라고 생각합니다. 특히, 소문의 내용이 A와 직접적으로 관련되어 있음을 고려할 때, 이를 A에게 숨기는 것은 적절하지 않다고 생각합니다. 따라서 소문의 내용을 A에게 전달하여 A가 자신과 관련된 상황을 인식하고 주체적으로 판단하여 행동할 수 있도록 도와야 한다고 생각합니다.

[전달하지 않겠다고 선택한 경우]

저는 친구 B와 있었던 일을 A에게 전달하지 않을 것입니다. [문항 1]에서 B로부터 소문의 내용을 듣는 것을 거부했다고 가정했을 때, A에게 B와 있었던 일을 전달하는 것은 둘 사이를 이간질하는 행위가 될 수 있기 때문입니다. 가정한 조건에서 저는 소문의 내용도 알지 못할 뿐만 아니라 소문을 전하려 한 B의 의도도 정확히 알지 못합니다. 이러한 상황에서 B가 소문을 전하려 시도했던 사실을 A에게 이야기한다면, A는 B의 의도를 오해해 둘 사이의 관계가 안 좋아질 수 있습니다. 따라서 이를 방지하기 위해 A에게 B와 있었던 일을 전하지 않을 것입니다.

또한, B로부터 소문의 내용을 전달받았다고 하더라도, 이를 제가 A에게 전달하지 않을 것입니다. A에게 소문의 내용을 전할 때 B가 말해 준 내용과 다르게 전달할 가능성이 있기 때문입니다. 따라서 저는 B와 있었던 내용을 A에게 전달하기보다는 A와 B가 직접 대화할 수 있는 상황을 마련하여 A가 소문에 관한 내용을 정확하게 파악할 수 있도록 할 것입니다.

04 **가능한 추가 질문**

1. 소문이 발생하고 확산되는 원인이 무엇이라고 생각하는가?

2. 소문의 긍정적 기능과 부정적 기능은 무엇이라고 생각하는가?

4 비의료 영역

01 **제시문 내용 확인**

제시문

공동 주택에 살고 있는 A는 엘리베이터에서 만나는 이웃들에게 먼저 반갑게 인사하라는 부모님의 말씀을 잘 실천하고 있다. 10층에 사시는 할머니(갈등 대상)는 그런 A에게 항상 인사를 잘한다며 칭찬을 아끼지 않으신다(갈등 대상과의 관계). 그러던 어느 날, 학교에서 치른 시험 점수가 평소보다 너무 낮아 낙담하고 우울한 A는 집에 돌아오는 길에 엘리베이터 앞에서 만난 10층 할머니를 보고도 인사하지 않았다(갈등 유발 행위). 그러자 할머니는 A에게 그렇게 행동할 것이라면, 차라리 평소에도 인사하지 말라고 말씀하시면서 목소리를 높이셨다. 오늘 안 좋은 일이 생겨 기분이 좋지 않아 그랬다고 말하는 A의 말을 듣고도 할머니는 A를 더 꾸짖으려고 하신다(갈등 내용).

* 출처: 제시문 자체 제작

02 **문제 요구 사항 확인 & 개요 작성**

| 문항 1 |

A를 혼내려는 할머니에 대해 어떻게 생각하는가?

(1) 확인 가능한 내용

- 10층 할머니와의 평소 관계: 인사를 하는 행위에 대해 칭찬 아끼지 않음
- 인사를 하지 않은 이유: 시험에서 기대한 성적을 받지 못해 우울함
- 인사를 하지 않은 이유에 관해서 설명할 뿐, 이에 대한 사과가 부재함
➡ 할머니가 꾸짖는 이유가 합리적으로 추측 가능함

(2) 추측 가능한 내용(할머니가 화를 내려는 의도)

① 잘못에 대해 진심으로 뉘우치기를 바라는 의도
- 현재 사과 없이 인사를 하지 않는 이유에 관해서만 설명
- 이러한 모습은 할머니에게 잘못에 대해 변명하는 모습으로 비춰질 가능성 있음

② 예의 바른 어른으로 성장하길 바라는 의도

평소 할머니와의 관계를 고려할 때, 좋은 어른으로 성장하길 바라는 마음으로 꾸짖으려 하신다고 추측하는 것이 합리적임

| 문항 2 |

당신이 A라면 이 상황에서 어떻게 행동할 것인가? 그 이유는 무엇인가?

(1) 잘못에 대한 사과
- 웃어른에 대한 공경과 인사는 기분에 상관없이 해야 하는 일
- 따라서 시험 때문에 우울했다고 해도, 할머니께 인사를 드리지 않은 것은 옳지 않음
- 자신의 잘못에 대해 할머니께 사과드릴 필요가 있음

(2) 할머니께 감정적 반응하지 않도록 주의
- 현재 할머니는 감정적으로 화가 나신 상황
- 이러한 상황 속에서 감정적으로 대응 → 진정성 있는 사과를 못함, 관계 악화 가능성이 있음
➡ 이성적 태도로 잘못을 인정하고 사과할 필요가 있음

| 문항 3 |

당신이 A라면 앞으로도 아파트 이웃들에게 먼저 인사하고 지내겠는가? 인사를 하겠다면 혹은 하지 않겠다면 그 이유는 무엇인가?

(1) 답변 방향성
- 인사를 하고 지내겠음
- 인사를 하지 않겠다는 답변은 우리나라 정서상 감점 확률이 매우 높은 답변

(2) 해당 답변을 선택한 이유

① 인사는 기본예절이기 때문
- 세상은 혼자 살 수 없으며, 타인에 대한 존중은 중요한 가치
- 이런 맥락에서 인사는 기본예절이며, 인사를 통해 타인을 존중하는 삶의 실천이 가능

② 이웃과 소중한 관계 맺음 가능
- 인사를 통해 유대감을 느낄 수 있음
- 유대감 → 개인의 삶을 풍요롭게 함, 어려움에 처한 이웃을 외면하지 않게 함

---

03 예시 답안

| 문항 1 |

인사를 하지 않은 A를 꾸짖으시려는 할머니의 마음이 이해됩니다. 맥락을 고려할 때 A의 행동은 잘못에 대해 변명만 하는 것처럼 보이기 때문입니다. 제시된 상황에서 A는 인사를 하지 않아 야단을 치신 할머니께 사과는 하지 않고, 인사를 하지 않은 사정에 대해서만 설명하고 있습니다. 이러한 A의 행동은 할머니께 자신의 잘못을 뉘우치지 않고 변명만 하는 것처럼 보였을 것입니다. 따라서 할머니는 A가 잘못을 진심으로 뉘우치기를 바라는 마음에 더 꾸짖으려고 하시는 것이라고 생각합니다. 또한, 할머니께서는 A를 아끼는 마음에 꾸짖으려 하신 것이라고 생각합니다. 평소 할머니께서는 A에 대한 칭찬을 아끼지 않으셨던 분이고, A는 그런 할머니와 아파트에서 자주 만나며 좋은 관계를 유지하고 있었습니다. 이를 고려할 때, 할머니께서는 A가 예의 바른 어른으로 성장하길 바라는 마음으로 혼을 내려 하신 거라고 추측할 수 있습니다.

| 문항 2 |

주어진 상황은 인사를 하지 않은 이유를 설명했음에도 할머니께서 이를 받아들이지 않고 A를 꾸짖으려 하시는 상황입니다. 저라면 이런 상황에서 할머니께 인사를 하지 않은 것에 대해 사과를 먼저 드릴 것입니다. 시험에서 낮은 성적을 받아 우울하다는 이유로 할머니께 인사를 드리지 않은 것은 도덕적으로 올바른 행동이라 할 수 없습니다. 웃어른을 공경하며 인사를 드리는 것은 기분에 상관없이 해야 하는 일이기 때문입니다. 따라서 저는 제 잘못을 인정하며 할머니께 정중히 사과드릴 것입니다.

또한, 사과를 드리는 과정에서 할머니께 감정적으로 반응하지 않도록 주의할 것입니다. 현재 할머니께서는 A의 잘못으로 인해 감정적으로 화가 나신 상황입니다. 이러한 상황에서 할머니께 감정적으로 대응한다면 진심 어린 사과를 전할 수 없을 뿐만 아니라 할머니와의 관계가 안 좋아질 수 있습니다. 따라서 저는 이성적인 태도로 제 잘못을 차분히 인정하고 할머니께 사과를 드려서 해당 사건으로 인해 할머니와의 관계가 안 좋아지는 것을 방지할 것입니다.

| 문항 3 |

인사를 하지 않아 혼이 났다고 하더라도 저는 할머니를 비롯해 모든 이웃에게 앞으로도 먼저 인사를 하고 지낼 것입니다. 이웃들에게 인사를 건네는 것은 기본적인 예절에 해당하기 때문입니다. 삶을 혼자서 살아갈 수 없는 인간에게 타인에 대한 존중은 중요한 가치이며, 인사는 그러한 가치를 쉽게 실천할 수 있는 하나의 방식입니다. 이런 이유로 인사는 함께 살아가는 사람들에 대한 기본예절이라고 할 수 있습니다. 따라서 저는 이웃에게 인사를 건네며 타인을 존중하는 삶을 살아갈 것입니다.

인사를 통해 우리는 서로에 대한 관심을 확인하며 유대감을 느낄 수 있습니다. 이러한 유대감은 개인의 삶을 더욱 풍요롭게

해줄 것입니다. 뿐만 아니라 평소에 형성된 유대를 통해 어려움에 처한 이웃들을 외면하지 않고 도와줄 수 있습니다. 인사가 주는 이런 이점을 고려할 때 저는 앞으로도 아파트 이웃들에게 먼저 인사를 건네는 삶의 태도를 견지할 것입니다.

04 가능한 추가 질문

1. 이웃과 좋은 관계를 유지해야 하는 이유는 무엇인가?

2. 모든 사람에게 친절하게 대해야 하는가? 그렇다면 혹은 그렇지 않다면 그 이유는 무엇인가?

3. 진료 상황에서 의사가 환자에게 인사를 건네는 행위가 갖는 긍정적인 효과가 있다고 생각하는가? 효과가 있다면 혹은 없다면 그 이유는 무엇인가?

유형 4 윤리적 딜레마

1 의료 영역

01 제시문 내용 확인

> **제시문**
>
> 노령의 환자 A(환자)가 복부 통증을 호소하며 외래 진료 중인 당신에게 찾아왔다. 일반 외과 전문의인 당신(판단 주체)은 보호자로 온 환자의 자녀에게 동의를 구한 후 복통이 심한 환자 A를 우선 입원하도록 하였다. 당신은 환자 A의 혈색이 눈에 띄게 좋지 않아 보여 복부 CT 검사를 진행하였는데, 그 결과 **췌장암 말기**(진단 결과)로 진단되었다. 그리고 환자 A에 대한 당신의 의학적 소견에 따르면, **환자의 남은 수명은 1년 미만**(진단 결과)일 것으로 파악된다. 이 결과를 환자에게 전달하기 위해 환자의 보호자를 먼저 불러 진단 결과를 설명하였는데, 설명을 들은 보호자는 환자에게 진단 결과를 말하지 말아 달라고 요청하였다. 보호자는 평소 **작은 상처나 질병에도 민감하게 반응하는 환자의 평소 성격**(환자 특징)을 고려하면, 진단 결과로 인한 정서적 고통을 환자가 감당하지 못할 것이라고 말하였다. 설령 진단 결과를 환자에게 알리더라도 남은 수명이 1년 미만이라는 의학적 소견만은 전하지 말아 달라고 요청하였다.

* 출처: 제시문 자체 제작

02 문제 요구 사항 확인 & 개요 작성

┃ 문항 1 ┃

당신은 환자 A에게 췌장암 말기 진단 결과를 말해야 한다고 생각하는가? 말해야 한다면 혹은 하지 않아야 한다면 그 이유는 무엇인가?

(1) 확인 가능한 내용
- 환자 정보 및 특징: 노령, 평소 작은 상처나 질병에도 민감하게 반응
- 진단명 및 의학적 소견: 췌장암 말기, 남은 수명 1년 미만으로 예측
- 보호자의 요구: 정신적 고통 때문에 환자에게 진단명 및 기대 수명 언급 거부

(2) 말해야 한다
- 환자의 알 권리 존중
  환자는 본인의 상태 및 관련 정보에 대해 알 권리가 있음
  ➡ 이를 존중하기 위해 진단 결과를 전달할 필요가 있음
- 환자의 자율성 존중
  현재 제시된 내용에서 환자의 의사 결정 능력과 관련된 문제를 발견하지 못함
  ➡ 향후 치료 계획 수립 과정에서 환자의 자율성을 존중할 필요가 있음
  환자가 적절한 의사 결정을 내리기 위해선 자신의 병과 관련된 정확한 정보를 파악할 필요가 있음
  ➡ 환자에게 진단 결과를 설명하여 의사 결정 과정을 도울 필요가 있음

(3) 말하지 않아도 된다
① 환자의 안정 추구
  - 환자는 질병에 민감하게 반응하는 성격임
  - 진단 결과를 말한다면 환자는 정서적으로 충격받을 가능성 큼
  ➡ 이를 방지하기 위해 진단 결과 말할 필요가 없음
② 환자의 최선의 이익 보장
  - 만약 진단 결과 알림 → 정서적 불안, 우울 → 치료 예후 안 좋을 가능성 높음
  - 만약 진단 결과 알리지 않음 → 정서적 안정 → 긍정적 예후 기대할 수도 있음
  ➡ 환자에게 최선의 이익 보장을 위해 진단 결과를 알리지 않아야 함

┃ 문항 2 ┃

보호자의 실수로 환자 A가 자신이 췌장암 말기 진단을 받았다는 사실을 알게 되었다고 가정해 보자. 당신은 환자 A의 남은 수명이 1년 미만이라는 의학적 소견을 환자 A에게 말해야 한다고 생각하는가? 말해야 한다면 혹은 하지 않아야 한다면 그 이유는 무엇인가?

(1) 말해야 한다
① 남은 삶을 계획할 기회 보장
  남은 수명을 알게 된 환자는 앞으로의 시간을 어떻게 보낼지 계획이 가능
  ➡ 이는 환자의 삶을 존중하는 방식이라는 점에서 가치가 있음

② 환자의 죽음으로 인한 보호자의 정서적 고통 완화
- 환자에게 남은 수명을 알리지 않음 → 죽음에 대해 환자와 보호자가 진솔한 대화가 불가능
➡ 환자의 죽음 뒤 보호자의 고통과 후회가 높을 가능성이 있음
- 이를 고려할 때, 환자에게 남은 수명을 알려 보호자와 함께 죽음을 준비할 필요가 있음

(2) 말하지 않아도 된다
① 근거
- 남은 수명을 말할 경우, 환자의 치료 의지가 약화될 가능성이 있음
- 환자가 노령인 점 감안할 때, 치료 의지가 약화될 가능성이 높음
➡ 치료 의지를 유지하며 회복 가능성을 높이기 위해 말하지 않아도 됨
② 예상되는 반박
환자에게 남은 수명을 알려 보호자와 함께 죽음을 준비할 기회를 제공할 필요가 있음
③ 재반박
환자의 성격을 고려할 때, 죽음을 준비하면서 얻게 될 이익보다 남은 수명을 알렸을 때 받게 될 고통이 큼
➡ 남은 수명을 알리지 않고 치료 의지를 유지하는 것이 합리적임

03 예시 답안

| 문항 1 |

[진단 결과를 말해야 한다고 생각하는 경우]
환자 A에게 췌장암 말기 진단 결과를 말해야 한다고 생각합니다. 그 이유는 첫째, 환자의 알 권리를 존중하기 위해서입니다. 환자는 본인의 상태와 관련된 정보에 대해서 알 권리가 있으며, 의사는 그러한 권리를 존중해 환자에게 병에 대해 자세히 설명할 의무가 있습니다. 따라서 환자 A에게 진단명을 이야기하여 그의 알 권리를 보장해야 한다고 생각합니다.
둘째, 향후 치료 계획 수립 과정에서 환자의 자율성을 존중하기 위해서입니다. 현재 환자 A는 노령이기는 하지만 의사 결정 능력과 관련해서 문제가 발견되지 않고 있습니다. 따라서 자율성 존중의 원칙에 근거할 때, 치료 계획 수립과 관련하여 환자 A의 선택을 우선적으로 보장해야 합니다. 이때 환자 A가 자신의 치료와 관련해 적절한 의사 결정을 하기 위해서는 자신의 병에 대한 정보를 정확히 인지하고 있어야 합니다. 따라서 환자 A에게 진단 결과를 설명해 그의 의사 결정 과정을 도와야 한다고 생각합니다.

[진단 결과를 말하지 않아야 한다고 생각하는 경우]
환자 A에게 췌장암 말기 진단 결과를 말하지 않아야 한다고 생각합니다. 진단 결과를 들은 환자는 정서적으로 큰 충격을

받을 확률이 높기 때문입니다. 현재 환자는 노령인데다 작은 상처나 질병에도 민감하게 반응하는 성격을 지니고 있습니다. 이러한 환자의 특성을 고려할 때, 진단 결과를 들은 환자는 불안감을 느끼고 우울해질 확률이 높습니다. 따라서 환자의 안정을 위해 진단 결과를 이야기하지 말아야 한다고 생각합니다.
또한, 환자에게 최선의 이익을 보장하기 위해서라도 진단 결과를 말하지 않아야 한다고 생각합니다. 환자 A에게 진단 결과를 말한 경우와 그렇지 않은 경우를 비교해 보면, 전자의 상황에서는 환자의 심리적 불안으로 인해 치료 예후가 좋지 않을 확률이 높으며 극단적인 경우 환자가 치료를 포기할 수도 있습니다. 그러나 후자의 경우 환자는 비교적 안정된 상태로 치료에 임할 것이며, 이에 따라 긍정적인 치료 결과를 기대해 볼 수도 있습니다. 따라서 환자 A에게 최선의 이익을 보장하기 위해서라도 진단 결과를 이야기하지 않아야 한다고 생각합니다.

| 문항 2 |

[의학적 소견을 말해야 한다고 생각하는 경우]
환자에게 남은 수명이 1년 미만이라는 소견을 말해야 한다고 생각합니다. 이를 통해 환자에게 남은 삶을 계획할 기회를 보장해 줄 수 있기 때문입니다. 현재 환자는 췌장암 말기로, 치료를 통해 회복할 가능성이 낮게 예측됩니다. 이를 고려할 때, 환자에게 남은 수명을 알려 앞으로의 시간을 계획할 기회를 주는 것이 환자의 삶을 존중하는 방법이라고 생각합니다.
또한, 환자의 죽음 뒤 보호자가 받을 고통을 고려할 때, 남은 수명에 대한 정보를 환자에게 말할 필요가 있다고 생각합니다. 보호자에게 환자의 죽음을 준비할 기회를 제공해 줄 수 있기 때문입니다. 현재 보호자는 환자의 남은 수명에 대해 알고 있는 상황입니다. 이러한 상황에서 환자에게 남은 수명에 대한 정보를 알리지 않는다면 죽음에 대해 보호자와 환자는 서로 진솔한 대화를 나누지 못할 가능성이 높습니다. 이는 나중에 환자의 죽음 뒤에 보호자가 겪을 고통과 후회를 증가시킬 것입니다. 따라서 환자에게 남은 수명에 대한 정보를 제공함으로써 보호자와 환자가 천천히 죽음을 준비하도록 도와줄 필요가 있다고 생각합니다.

[의학적 소견을 말하지 않아야 한다고 생각하는 경우]
환자에게 남은 수명이 1년 미만이라는 소견을 말하지 않아도 된다고 생각합니다. 남은 수명을 알게 된 환자의 치료 의지가 약화될 수 있기 때문입니다. 현재 환자 A는 췌장암 말기로 진단되었으나, 치료를 통한 회복 가능성이 없다고 단정할 수는 없습니다. 그러나 환자가 남은 수명이 1년 미만이라는 사실을 알게 된다면 치료 의지가 약화될 가능성이 높습니다. 특히, 환자가 노령이라는 점을 고려할 때, 치료에 대한 거부 의사를 드러낼 확률이 높습니다. 따라서 환자의 치료 가능성을 높이기 위해 환자에게 남은 수명에 대한 정보를 제공하지 않아도 된다고 생각합니다.
물론 환자 A에게 죽음을 준비할 기회를 제공하기 위해 남은 수명에 대한 정보를 말해야 한다는 반박이 있을 수 있습니다.

그러나 질병에 민감한 환자의 평소 성격을 고려할 때, 남은 수명을 알게 됨으로써 겪게 될 고통이 죽음을 준비하는 것을 통해 얻게 될 이익보다 더 클 수도 있다고 생각합니다. 따라서 환자 A에게 남은 수명에 대해 이야기를 하지 않음으로써 환자의 치료 의지를 유지하고 치료 가능성을 높이는 것이 합리적이라고 생각합니다.

04 가능한 추가 질문

1. 환자의 이익 고려 원칙과 자율성 존중 원칙이 충돌할 때, 어떤 것이 더 중요하다고 생각하는가? 그 이유는 무엇인가?

2. 만약 10대 청소년의 환자가 동일한 상황에 처했다면 어떻게 대응할 것인가?

05 관련된 읽기 자료

📖 더 읽어보기

[생명 의료 윤리의 네 가지 원칙들]
다음의 네 가지 원칙들은 의료 상황에서 의료인이 견지해야 할 '가치'들을 함축하고 있다. 이러한 원칙들을 기반으로 문제에 접근하면 어떤 '사실'에 주목해야 좋은 답변을 제시할 수 있는지 파악할 수 있다. 특히, 윤리적 딜레마 유형의 문제에서 딜레마가 발생하는 이유를 알려주는 유용한 단서가 되기도 한다. 따라서 체계적이고 차별적인 답변 구성을 위해 해당 원칙들을 숙지하여 적용하는 연습이 필요하다.

1. 환자의 자율성 존중
길론(Gillon)에 따르면, 자율성은 독립적으로 생각하고 결정하며 그런 사고와 판단에 기초하여 행동할 수 있는 능력을 의미한다. 환자의 자율성 존중은 보건 의료인이 환자가 스스로 결정할 수 있도록 돕고 그러한 결정을 존중하며 따르는 것을 통해 이루어진다. 이에 따르면 의료인은 환자에게 중요한 정보를 제공하여 의사 결정을 도와야 하며, 환자가 잘못된 결정을 내렸다고 믿을 때도 그 결정을 최대한 존중해야 한다.

2. 선행: 환자에게 최선인 것을 추구
이 원칙은 타인에게 선행을 베풀 것을, 특히 의료적 맥락에서 환자의 선행을 위해 행동하라는 윤리적 중요성을 강조한다. 이 원칙을 따른다는 것은 환자에게 최선인 것을 추구한다는 의미이다. 이는 환자에게 최선인 것이 무엇인지, 누가 그것을 판단할 것인지를 물어보게 한다. 일반적으로 이 원칙은 보건 의료인이 객관적인 평가를 통해 환자에게 최선의 이익이 무엇인지 결정하는 데 초점을 맞춘 것으로 해석된다. 환자의 관점은 환자의 자율성 존중 원칙에서 다룬다. 스스로 결정을 내릴 수 있는 환자가 본인에게 최선의 이익이 아닌 행위를 선택한 경우, 두 원칙은 충돌한다.

3. 악행 금지
악행 금지의 원칙은 환자에게 해를 가하지 않을 의무뿐만 아니라 위험이나 위해를 부담시키지 않을 의무도 포함한다. 위험 부담의 경우, 법률과 도덕률 모두 '정당한 주의의 의무(due care)'를 표준으로 인정한다. 이에 따라 위험에 대한 책임이 있는 대리인이 법적 또는 도덕적으로 책임이 있는지 결정한다. 의료 상황에서 정당한 주의의 의무 불이행과 관련하여 발생하는 이슈는 생명 유지 치료의 유보와 중단, 의도된 효과와 단지 예견한 효과 사이의 차이(이중 결과 이론), 죽임(killing)과 죽도록 내버려 둠(letting die) 등과 같은 것들이 있다.

4. 정의(Justice)
정의의 원칙에는 분배 정의, 법 존중, 권리, 인과응보라는 네 가지 요소가 포함된다. 이 중 분배 정의와 관련하여 이 원칙은 다음 두 가지를 강조한다. 첫째, 비슷한 상황에 놓인 환자는 일반적으로 같은 수준의 보건 의료 서비스에 접근할 수 있어야 한다. 둘째, 일부 환자 집단에게 활용할 보건 의료 수준을 결정할 때는 그 자원 활용으로 다른 환자에게 끼칠 영향을 고려해야 한다. 다시 말해 제한된 자원(시간, 돈, 중환자실 침대)을 공평하게 분배하도록 노력해야 한다.

01 제시문 내용 확인

제시문

당신은 흉부외과 전공의(판단 주체)로, 중환자실에 두 명의 환자 중 어떤 환자를 우선적으로 데려가야 하는지 결정해야 하는 상황에 놓여 있다. 환자 A(고려 대상 1)는 64세 남성으로 교통사고를 당하였으며, 흉부 둔상으로 인한 심장 파열을 진단받아 어려운 응급 수술을 막 끝낸 상태다. 다른 질병이나 질환은 확인되지 않았으며, 의식을 회복하길 기다리고 있다. 그런데 응급 수술이 끝나도 환자 A의 보호자를 찾을 수 없었으며, 현재 환자의 향후 치료와 관련된 동의를 구하기 어려운 상태다. 한편, 환자 B(고려 대상 2)는 37세 여성으로 폐암 3기 진단을 받았으며, 항암 치료 중 급성 폐 손상으로 인해 자발 호흡이 어렵고 의식이 희미한 상태다. 환자 B는 비흡연자로 비소세포 폐암(선암)을 진단받았으며, 환자 B의 보호자는 일전에 치료 방법이 무엇이든 동의하겠다는 의사를 당신에게 전하였다. 두 환자 모두 시간적 여유가 많지 않으므로 신속히 중환자실에 입원해야 하지만, 중환자실에 남아 있는 병상은 하나다. 그리고 밤이 깊은 새벽 시간이라 결정을 내릴 수 있는 사람은 현재 오직 당신뿐이다(딜레마 상황).

* 출처: 제시문 자체 제작

02 문제 요구 사항 확인 & 개요 작성

│ 문항 1 │

당신은 환자 A와 B 중에서 누구를 먼저 중환자실에 먼저 데려가야 한다고 생각하는가? 그 이유를 설명하시오.

(1) 확인 가능한 내용

① 딜레마 상황: 하나 남은 중환자실 병상을 어떤 환자에게 할당할 것인가

② 환자 정보 및 특징
- 환자 A: 64세 남성, 심장 파열로 인한 수술 경력 있음, 의식 회복 필요한 상태, 다른 질병 확인 되지 않음, 보호자 동의를 구하지 못함
- 환자 B: 37세 여성, 폐암 3기 진단, 항암 치료 중 급성 폐 손상으로 인해 자발 호흡이 어렵고 의식이 희미한 상태, 향후 치료와 관련해 보호자 동의를 구함

(2) A를 먼저 중환자실에 데려가야 한다
- 결과의 공정성 입장에서, '환자의 회복 가능성'을 기준으로 판단
- 환자 A는 노령이긴 하지만, 다른 질병이나 질환 확인되지 않음 → 회복 가능성 높음
- 환자 B는 A에 비해 연령이 낮긴 하지만, 폐암 3기 진단 → 회복 가능성 낮음
- ➡ 회복 가능성을 기준으로 할 때 A를 중환자실에 먼저 데려가는 것이 적절함

(3) B를 먼저 중환자실에 데려가야 한다
- 절차의 공정성 입장에서, '환자 또는 보호자(대리인)의 동의 여부'를 기준으로 판단
- 환자 A는 현재 의식이 없고 보호자 소재 파악 어려움 → 중환자실 치료를 동의받기 어려움
- 환자 B는 현재 의식이 없으나 사전에 보호자가 모든 치료에 대해 동의
- ➡ 동의 여부를 기준으로 볼 때, B를 중환자실에 먼저 데려가는 것이 적절함

│ 문항 2 │

만약 당신이 환자 A를 중환자실에 먼저 데려가기로 결정했다면, 환자 B의 보호자에게 당신은 어떤 말을 전하겠는가? 그 과정을 제시하고 이유를 설명하시오.

(1) 보호자의 입장에 공감 표현
- 현재 환자 B의 상태: 자가 호흡 어려움, 의식 불명
- 환자의 심각한 상태로 인해 보호자가 정서적으로 충격받았을 가능성 높음
- ➡ 보호자의 입장에 공감을 표현하며, 정서적으로 진정시킬 필요 있음

(2) B를 중환자실에 데려가지 못한 이유 설명

가정된 상황을 고려할 때, B는 우선 순위에 있는 다른 환자들로 인해 중환자실에서 치료받을 수 없음
- ➡ 중환자실에 들어갈 수 없는 상황에 대해 보호자에게 설명 필요

(3) 향후 치료 계획에 대해 설명
- 환자 B가 중환자실에 들어가지 못했다 하더라도 가능한 치료는 계속되어야 함
- 보호자의 불안감 감소 및 의사 결정 존중을 위해 치료에 대한 설명 필요
- ➡ 향후 치료 계획에 대해 보호자에게 상세한 설명을 제공

03 예시 답안

문항 1

[환자 A를 중환자실에 데려가야 한다고 선택한 경우]

제시된 상황은 의사로서 하나 남은 중환자실 병상을 두 환자 중 어떤 환자에게 할당할 것인지를 선택해야 하는 상황입니다. 저는 환자 A를 중환자실에 먼저 데려가야 한다고 생각합니다. 중환자실과 같은 의료 자원 분배에 있어 중요하게 고려해야 하는 것은 해당 분배를 통해 최선의 결과가 도출될 수 있는지 여부이며, 이를 판단할 수 있는 구체적 요소 중 하나가 환자의 회복 가능성입니다. 이를 바탕으로 볼 때, 현재 환자 A는 노령이긴 하지만 교통사고로 인한 증상 이외에 다른 질병이나 질환은 확인되지 않고 있습니다. 반면, 환자 B는 A보다 연령이 낮긴 하지만 폐암 3기 진단을 받았기에 현재 급성 폐 손상으로 인한 위기를 넘긴다 하더라도 향후 생존 확률이 A보다 낮을 것으로 예상됩니다. 따라서 환자의 회복 가능성을 중요한 판단 기준으로 고려할 때, 회복 가능성이 더 높은 환자 A를 중환자실에 먼저 데려가야 한다고 생각합니다.

[환자 B를 중환자실에 데려가야 한다고 선택한 경우]

주어진 상황은 의사로서 하나 남은 중환자실을 두 환자 중 어떤 환자에게 할당할 것인지 결정해야 하는 상황입니다. 저는 환자 B를 중환자실에 데려가야 한다고 생각합니다. 중환자실과 같은 의료 자원 분배에 있어 중요한 것은 정당한 절차를 통해 분배되었는지 여부이며, 이때 절차의 정당성을 지지하는 요소 중 하나로 환자나 보호자의 동의를 들 수 있습니다. 이를 바탕으로 주어진 상황을 살펴볼 때, 환자 B의 경우 환자 본인은 의식이 없지만, 사전에 보호자가 향후 시행할 모든 치료에 대해 동의함을 밝혔습니다. 이와 달리 환자 A의 경우, 현재 환자 본인이 의식이 없을 뿐만 아니라 보호자도 찾을 수 없어 중환자실 치료와 관련된 동의를 구할 수 없는 상황입니다. 따라서 동의를 구하지 않은 환자 A에게 중환자실을 할당할 경우 공정한 절차에 의한 배분이라 할 수 없으며, 추후 동의를 받지 않고 치료를 시행한 것과 관련해 문제가 발생할 수 있습니다. 따라서 치료 방법에 대한 동의 의사를 밝힌 환자 B를 중환자실에 먼저 데려가는 것이 적절하다고 생각합니다.

문항 2

제시된 문제 상황에서 환자 A를 중환자실에 먼저 데려가기로 결정했다면, 환자 B는 중환자실에 들어가지 못하게 됩니다. 저는 환자 B의 보호자에게 다음의 세 가지 내용을 중심으로 해당 상황에 대한 설명을 제공할 것입니다.

먼저, 보호자의 입장에 공감함을 표현할 것입니다. 환자 B는 항암 치료를 받던 중 급성 폐 손상으로 자발 호흡이 어렵고 의식이 희미한 상태입니다. 환자의 심각한 상태는 보호자에게 정서적으로 큰 충격을 주었을 것입니다. 이를 고려할 때 필요한 내용을 전달하기에 앞서 보호자의 입장을 헤아리고 적절한 반응을 통해 보호자를 조금이나마 진정시키는 것이 필요하다고 생각합니다.

다음으로 보호자에게 환자 B가 중환자실에 들어갈 수 없는 상황을 설명할 것입니다. 현재 의사의 결정으로 하나 남은 중환자실이 환자 B가 아닌 우선순위에 놓인 다른 환자에게 할당된 상황입니다. 이를 고려하여 보호자에게 현재 중환자실 병상이 부족해 환자 B가 중환자실에 들어갈 수 없음을 분명하게 설명할 것입니다.

마지막으로 보호자에게 향후 치료 계획과 관련된 내용을 전달할 것입니다. 현재 환자 B가 병상 수의 부족으로 중환자실에 들어가지 못했다 하더라도 중환자실 밖에서 가능한 치료는 계속되어야 합니다. 치료 계획에 대한 설명은 보호자의 불안을 감소시켜줄 뿐 아니라 환자 대리인으로서 보호자의 결정을 존중하기 위해 필요한 과정입니다. 따라서 환자 B의 향후 치료와 관련된 상황들을 종합적으로 고려하여 보호자에게 치료 계획을 자세히 설명할 것입니다.

04 가능한 추가 질문

1. 의료 자원의 정의로운 분배 기준에 관한 본인의 견해를 말해 보시오.

2. 응급실에 먼저 온 환자의 보호자가 진료를 받지 못하고 있다고 항의할 때, 어떻게 대처할 것인가?

3. 만약 B를 먼저 중환자실에 입원 조치를 하였을 때 환자 A의 보호자가 이 상황에 대해 항의한다면, 이에 대해 어떻게 대응할 것인가?

05 관련된 읽기 자료

📖 **더 읽어보기**

[의료 자원의 분배와 정의]

대학 병원에서 신약을 개발하는 문제를 떠올려 보자. 여기에는 많은 자금이 필요하다. 우선, 그 개발 자금을 어떻게 마련하겠는가? 가장 먼저 생각나는 방법은 국가의 지원금이나 보조금을 받는 것이다. 아니면 해당 신약을 필요로 하는 환자들을 대상으로 기금을 마련하는 방법도 있다. 또는 병원의 이익금을 신약 개발비로 사용할 수도 있다. 누군가는 어떤 방법이든지 간에 기금을 마련하고 가능한 짧은 시일 내에 필요한 환자에게 신약을 제공해야 한다고 생각할 수도 있다. 그러나 국가나 사회라는 틀 안에서 이러한 자금 문제를 해결하는 방법을 생각해 보면 그리 간단한 문제가 아니다.

이 문제가 그리 간단한 문제가 아닌 결정적인 이유는 예산의 분배와 관련되어 있다. 어느 한 분야에 연구비나 개발비를 너무 많이 투자하면 다른 분야에는 상대적으로 적게 투자할 수밖에 없지 않겠는가? 이때 우리는 연구비나 예산을 어떻게 분배할 수 있으며, 나아가 어떻게 분배하는 게 적절한 방법인지에 관한 고민을 하게 된다. 이러한 분배의 문제가 바로 '사회 정의(Social Justice)의 물음'이다. 거시적 차원의 의료 자원 할당 문제는 이보다 훨씬 광범위하다. 보건 의료는 여러 가지 요소가 복합적으로 관련되어 있기 때문이다. 예컨대, 국가의 총예산 가운데 보건 의료 예산을 얼마나 할당해야 하는가? 할당된 예산을 어떻게 집행할 것인가? 또, 국민들에게는 의료 보험 제도를 어떻게 시행해야 하는가?

이처럼 예산을 분배하는 문제와 관련된 거시적인 시각이 아니라 이번에는 좀 더 미시적인 시각에서 병원 현장에서 발생하는 의료 자원 분배 문제를 생각해 보자. 병원 현장에서의 의료 자원 역시 한정되어 있으며, 이 경우 환자를 선택하는 기준이 문제시될 수 있다. 이 역시 분배적 정의에 관한 물음이다. 예컨대 병실은 만원인데 진료가 더 이상 무의미한 환자가 계속 입원을 고집할 경우 의사는 어떻게 해야 하는가? 그 환자를 강제 퇴원시킬 경우 다른 더 많은 환자를 살릴 수 있다면 의사는 어떻게 해야 하는가? 아울러 정의의 원칙에서는 최소한의 의료를 받을 권리(right to a decent minimum of health care)도 함께 논의된다. 인간은 누구나 신분이나 경제적 능력과 상관없이 인간의 존엄성을 유지하기 위해 최소한의 의료권을 지니는가?

이런 물음들의 배후에는 '정의(Justice)란 무엇인가'라는 도덕 철학적·정치 철학적 주제가 자리 잡고 있다. 정의는 흔히 '각자가 응당 받아야 할 몫을 받는 것'으로 이해된다. 그러나 이는 하나의 형식적인 정의에 불과하며, 정의로운 분배를 정의할 수 있는 기준은 다양하게 시도될 수 있다. 특히, 그 시도는 좀 더 실질적으로 각자의 몫을 규정하는 기준이 있다면, 이를 우리는 '실질적인(substantive) 정의관'이라고 한다. 전통적으로는 성과에 따라, 능력에 따라, 노력에 따라, 그리고 필요에 따라 분배해야 한다는 네 가지 기준이 제시된다. 그러나 주어진 구체적인 상황이나 맥락에 관계없이 이 중 하나의 기준만을 일관되게 적용할 수 있는 방법을 찾기란 현실적으로 쉽지 않다. 그러므로 의료 종사자들과 더불어 보건 의료 관계자들은 의료 자원을 분배할 수 있는 정의로운 기준을 세우고 이를 구체적으로 적용하는 방안에 대해 지속적으로 논의해야 한다. 즉, 그러한 논의를 이끄는 핵심 질문은 다음과 같이 요약될 것이다. 의료 자원을 분배할 때는 어떤 정의관/정의로운 기준에 기반하여 분배해야 하는가?

구영모, 『생명의료윤리』, p.49-51 재구성

3 비의료 영역

01 제시문 내용 확인

제시문

> 축구 선수 A(주체 1)는 약 20년간 우승하지 못한 팀의 주축 선수이자 주장으로서 활약해 왔다. 이번 시즌에 새롭게 합류한 선수 B(주체 2)의 뛰어난 활약 덕분에 A는 선수로서 처음으로 팀의 우승을 겨루어 볼 수 있는 컵 대회 결승전에 올랐다. 팀을 응원하는 사람들은 우승에 대한 기대감에 부풀어 올랐고, 많은 언론의 기사들이 팀의 우승을 기대하고 응원하고 있다. 이에 사기가 오른 모든 팀원은 결승전을 위해 함께 노력하며 합을 맞추며 훈련하고 있다. 결승전 전날, 훈련이 시작하기 전 선수 B가 나오지 않아 선수 B를 찾으러 라커 룸으로 들어간 선수 A는 선수 B가 약물을 주사(문제 행위)하고 있는 장면을 포착하였다. 훈련이 끝나고 검색해 보니 해당 약물은 선수 기량을 올려주는 강화 약물이었으며, 해당 약물의 투여 여부가 불법인지는 소송 진행 중이었다. 이 사실을 알게 된 선수 A는 팀의 우승을 위해 선수 B가 꼭 필요하다는 감독의 말을 상기하면서 고민에 빠지게 되었다(딜레마 상황).

* 출처: 제시문 자체 제작

02 문제 요구 사항 확인 & 개요 작성

| 문항 1 |

만약 당신이 선수 A라면 선수 B의 행동을 감독에게 알리겠는가? 알리겠다면 혹은 알리지 않겠다면 그 이유는 무엇인가?

(1) 확인 가능한 사실
- 팀의 상황: 20년 만의 결승 진출
- 선수 A: 팀의 주축 선수이자 주장, 팀의 우승을 위해 노력하고 있음
- 선수 B: 팀의 우승을 위해 필요한 선수, 기량을 올려주는 약물을 투여
- 투약한 약물: 해당 약물의 투약 행위 불법 여부가 재판 중
- 약물 투약 시점: 약물의 불법 여부가 판결되기 이전

(2) 알리겠다
① 팀의 이익 보호
- 현재, 선수 B가 투약한 약물의 불법 여부가 재판 진행 중임
- 선수 B의 투약 행위가 불법으로 판명되면 팀에 큰 피해가 발생할 가능성이 있음
- ➡ 선수 B의 행위로 발생할 문제에 대응하기 위해 감독에게 알릴 필요성이 있음

② 선수 B의 이익 보호
- 선수 B가 약물을 투약한 이유나 배경 확인할 수 없고 선수 B는 우수한 축구 실력을 가짐
- 약물 투약 행위를 방치하면 선수 B의 선수 생활에도 부정적인 영향이 감
  ➡ 선수 B의 안전한 선수 생활 도와주기 위해서라도 감독에게 투약 사실을 알릴 필요가 있음

(3) 알리지 않겠다
- 현재 선수 B가 투약한 약물의 불법 여부에 대한 재판이 진행 중임
- 불법으로 판결된다고 하더라도 선수 B의 투약 시점은 판결 이전임 → 소급 적용 여부 알 수 없음
  ➡ 선수 B의 행위가 불법으로 인정될 가능성이 낮기에 감독에게 알릴 필요가 없음

| 문항 2 |

만약 당신이 선수 B라면 선수 A에게 어떤 말을 하겠는가? 그 이유는 무엇인가?

(1) 투약 사실 인정
- 타인을 속이지 않고 진실하게 대할 것을 요구하는 정직의 가치가 중요
- 같은 팀에 소속된 선수 A와 믿음과 신뢰를 유지하는 것이 중요
  ➡ 투약 사실을 인정하여 정직의 가치와 선수 A와의 신뢰 관계를 유지

(2) 투약 사실에 대한 사과
① 불법 여부와 관계없이 투약 행위가 갖는 문제점을 고려
- 주장으로서 팀의 우승을 간절히 원하던 선수 A에게 혼란을 초래
- 약물을 사용하지 않고 진지하게 운동에 임하던 팀원들을 기만
② 투약 이유에 대하여 설명
- 투약 행위의 이유가 무엇이었는지 그 사정을 솔직히 밝힘
- 스스로 잘못을 저질렀다는 점을 인정하고 반성하고 있음을 전달
  ➡ 잘못을 인정하고 사과할 필요가 있음

| 문항 1 |

[선수 B의 행동을 알리겠다고 선택한 경우]

제시된 상황에서 선수 A는 같은 팀 선수 B가 약물을 투여하는 장면을 목격하였습니다. 제가 선수 A라면 선수 B의 행동을 감독에게 알릴 것입니다. 팀의 이익 차원에서 선수 B의 행동으로 인해 야기될 문제에 대해 적절한 대응책을 마련하기 위함입니다. 현재 선수 B가 투여한 약물에 대한 불법 여부를 결정하는 재판이 진행 중에 있습니다. 후에 불법임이 확정될 경우, 팀의 우승 여부와 상관없이 큰 피해가 발생할 가능성이 높습니다. 따라서 B의 행위가 팀에 가져올 문제를 예측하고 적절한 대응안을 모색하기 위해서 B의 행위를 감독에게 알려야 한다고 생각합니다.

또한, 선수 B의 보호를 위해서라도 소속 선수의 관리를 담당하는 감독이 선수 B의 투약 행위를 인지할 필요가 있습니다. 현재 선수 B는 20년만의 팀의 우승을 위해 꼭 필요한 선수라고 언급될 만큼 우수한 축구 실력을 갖추고 있습니다. 그런 선수 B가 약물을 투여한 이유나 배경에 대해서는 정확히 확인되지 않은 상황입니다. 이러한 상황에서 선수 B의 행위를 방치한다면, 장기적으로 봤을 때 선수 B의 선수 생활에도 문제가 발생할 가능성이 큽니다. 따라서 선수의 관리를 전문적으로 담당하는 감독에게 해당 사실을 알려 좋은 축구 실력을 가진 선수 B가 안전한 선수 생활을 할 수 있도록 도와야 한다고 생각합니다.

[선수 B의 행동을 알리지 않겠다고 선택한 경우]

주어진 상황은 팀의 주장인 선수 A가 팀원인 선수 B의 약물 투여 행위를 목격한 상황입니다. 제가 선수 A라면 선수 B의 행동을 감독에게 알리지 않을 것입니다. 현재 선수 B가 투약한 약물은 그것의 투여가 불법임이 확정되지 않은 약물입니다. 또한, 후에 해당 약물의 투약 행위가 불법으로 판결되더라도, B가 약물을 투약한 시점은 판결 이전이기에 법률 불소급의 원칙에 의거하여 해당 판결의 적용을 받지 않을 가능성이 높습니다. 따라서 감독에게 알릴 필요가 없다고 생각합니다.

또한, 선수 B가 팀의 우승을 위해 필요한 선수임을 고려할 때, 그의 행위를 감독에게 알릴 필요는 없다고 생각합니다. 현재 저희 팀은 20년만의 우승을 기대하고 있으며, 우승을 위해서는 선수 B가 반드시 필요한 상황입니다. 이러한 상황에서 감독에게 선수 B의 행위를 알리게 되면, 선수 B가 심리적 압박을 느껴 원래의 기량을 발휘하지 못할 가능성이 있고, 극단적으로는 선수 B가 출전 명단에서 제외될 수도 있습니다. 따라서 팀의 우승과 그 우승을 기원하는 사람들의 이익을 위해서라도 감독에게 선수 B의 행위를 알릴 필요가 없다고 생각합니다.

선수 A에게 약물 투약 사실을 들키게 된 상황에서 제가 선수 B라면 다음의 두 가지의 내용을 분명하게 말할 것입니다. 먼저, 선수 A가 목격한 상황과 관련하여 투약 사실을 정직하게 인정할 것입니다. 타인을 속이지 않고 진실하게 대하는 태도는 살아가면서 지켜야 할 중요한 가치이기 때문입니다. 또한, 저와 선수 A는 같은 팀에 소속된 선수로 팀의 이익을 위해서라도 서로 간의 믿음과 신뢰를 유지하는 것은 중요합니다. 따라서 정직의 가치를 견지하고 같은 팀 선수와의 신뢰 관계를 유지하기 위해 선수 A에게 약물 투약 사실을 인정할 것입니다.

투약 사실을 인정한 다음에는 선수 A에게 사과를 전할 것입니다. 약물을 투약하는 행위는 그 행위의 불법 여부와 상관없이 평소 주장으로서 팀의 우승을 간절히 원했던 선수 A를 혼란스럽게 했을 것입니다. 뿐만 아니라 약물을 사용하지 않고 진지하게 경기에 임했던 선수 A를 비롯한 다른 팀원들을 기만하는 행위로도 이해될 수 있습니다. 따라서 약물을 투약했던 이유를 솔직하게 밝히고 제가 진정으로 제 행위에 대해 반성하고 있다는 사실을 전달할 것입니다. 그리고 약물을 투약한 제 행위로 인해 선수 A가 가졌을 혼란스러움과 실망감에 대해 진심 어린 사과를 표현할 것입니다.

04 가능한 추가 질문

> 1. 만약 팀 운동 종목이 아닌 개인 운동 종목에서 이러한 경우가 발생했을 경우 어떻게 대처할 것인가?
>
> 2. 다수가 만족할 만한 결과를 산출하기 위해 공정하지 않은 절차를 거치는 것은 정당화될 수 있는가? 있다면 혹은 없다면 그 이유는 무엇인가?
>
> 3. [2]에서 '있다'고 답한 경우: 공정하지 않은 절차에 의해 희생되는 사람이 있다고 가정하더라도 해당 절차는 허용될 수 있는가?
>
> 4. [2]에서 '없다'고 답한 경우: 만약 공정한 절차를 지키는 것이 다수에게 큰 피해를 야기할 경우, 그 절차를 지켜야 하는가?

4 비의료 영역

01 제시문 내용 확인

제시문

당신은 평소 경제 사정이 어려워 고등학생 신분이지만 카페에서 아르바이트 일을 하며 생활비와 용돈을 버는 친구 A(대상 1)와 친하게 지내 왔다. 그런데 어느 날 친구 A는 일하던 카페에서 키오스크가 도입되면서 자신이 일자리를 잃게 되었다는 소식을 전하면서, 그 카페 주인에 대한 험담을 들어 달라고 하였다. 당신은 친구 A의 기분을 풀어주고자 A의 이야기를 듣다가 친구 A가 일하던 카페가 사실은 당신의 어머니가 운영하시는 카페임을 알게 되었다(문제 상황). 당신은 고등학생 신분으로는 아르바이트 자리를 다시 구하기 어렵다는 친구 A의 말에 한편으로 공감하면서도, 당신의 어머니가 평소 카페 일로 힘들어 하시던 모습(대상 2)을 떠올리면서 난처해졌다.

* 출처: 제시문 자체 제작

02 문제 요구 사항 확인 & 개요 작성

| 문항 1 |

당신은 친구 A가 일하던 카페가 당신의 어머니가 운영하시는 카페라는 사실을 알리겠는가? 알리겠다면 혹은 알리지 않겠다면 그 이유는 무엇인가?

(1) 확인 가능한 내용
- 친구 A에 대한 정보: 고등학생, 경제 사정이 어려움
- 친구 A와 나와의 관계: 경제 사정과 관련된 고민을 이야기하고 들어 줌 → 좋은 친구 관계

(2) 알리겠다
- 이유: 자신의 행동에 대해 친구 A가 후회·자책하는 것 방지
- 현재 친구 A와 나는 좋은 친구 관계를 맺고 있음
- ➡ 이를 고려할 때, 나중에 친구 A가 카페 주인이 당신의 어머니라는 사실을 알게 될 확률이 높음
- 사실을 알게 된 친구는 자신의 행동 후회하고 자책할 것임
- ➡ 이러한 상황을 방지하기 위해 사실을 이야기 해야 함

(3) 알리지 않겠다
- 이유: 친구가 자신의 어려운 상황을 편하게 이야기할 수 있도록 하기 위해
- 친구 A는 고등학생임에도 아르바이트가 필요할 정도로 경제 사정이 어려움

- 카페를 그만두게 된 상황은 정신적·물질적으로 고통을 야기
- 사실을 알게 되면 관련된 고민들 편하게 이야기하지 못함 → 심적 고통을 가중시킬 가능성 있음
➡ 친구 A가 본인이 겪고 있는 어려움을 편하게 이야기해 정서적으로 고통을 줄여 주기 위해서 사실을 이야기하지 않겠음

문항 2

만약 친구 A가 일하던 카페가 당신의 어머니가 운영하시는 카페라는 사실을 알리겠다고 결심했다면, 그 말을 어떻게 전달하겠는가?

(1) (시간적으로) 친구 A의 감정이 진정된 뒤 전달
- A는 알바를 그만두게 된 일로 인해 힘들어 하고 있음
➡ 전달할 내용에 대해 민감하게 반응할 수 있기에 새로운 갈등이 발생할 수 있음
- 이를 방지하고자 친구 A의 감정이 진정된 뒤 내용을 전달할 필요 있음

(2) 말하기 방식에 있어, 분명한 어조로 전달하고자 하는 내용 전달
- 불분명한 내용 전달
➡ 친구에게 혼란스러움 가중시켜 추후의 오해가 발생할 수 있음
- 이를 예방하기 위해 분명한 어조로 전하고자 하는 내용을 제시할 필요가 있음

(3) 태도에 있어, 공감의 자세를 유지하면서 전달
- 현재 친구 A의 고민을 이야기하고 있던 상황
➡ 이를 고려할 때 전달한 내용으로 친구 A에 대한 마음이 왜곡돼서 전달될 가능성이 있음
- 공감의 자세를 유지하여 친구 A에 대한 진심이 왜곡되지 않도록 할 필요성이 있음

문항 3

친구 A의 사정을 잘 알고 있는 당신은 어머니에게 친구 A의 사정을 전하겠는가? 전하겠다면 혹은 전하지 않겠다면 그 이유는 무엇인가?

(1) 전하겠다
- 이유: 어려운 상황에 놓인 친구 A를 돕기 위해
- 현재 A는 경제적으로나 심적으로 문제를 겪고 있음
- 주의 사항: A의 사정을 전달하는 것이 A를 반드시 고용해 달라는 요구로 해석될 수 있음
- A를 고용해 달라는 의미로 전달되어서는 안 됨(고용주인 어머니의 권한이기 때문)
- A의 사정은 전달하되, 반드시 고용해 달라는 의미는 아님을 분명히 밝혀야 함

(2) 전하지 않겠다
① 카페 주인으로서의 어머니의 권한과 선택 존중
- 카페 운영과 직원 고용에 대한 권한은 카페 주인인 어머니께 있음
- A의 사정 전달 → 어머니의 권한과 선택을 존중하지 않는다는 점을 의미할 수도 있음
➡ 카페 주인으로서의 어머니를 존중하기 위해 친구 A의 사정 전하지 않음
② 어머니께 심적 부담감이 야기되는 것을 방지
- 현재 어머니는 카페 운영으로 인해 힘들어 하고 있음
- A의 사정 전달 → 카페 주인-어머니 역할 간의 갈등 야기 → 부담감을 야기할 가능성 있음
➡ 어머니의 사정을 고려할 때 친구 A의 사정을 전하지 않음

03 예시 답안

문항 1

[알리겠다고 선택한 경우]

저는 친구 A에게 카페의 주인이 제 어머니라는 사실을 알려야 한다고 생각합니다. 그 이유는 나중에 사실을 알게 되었을 때, 친구 A가 자신의 행동을 후회하고 자책하지 않도록 하기 위해서입니다. 친구 A와 저는 서로의 고민을 편하게 이야기하고 들어줄 만큼 깊은 관계를 맺고 있습니다. 이를 고려할 때 친구 A가 나중에 자신이 험담하던 카페의 주인이 제 어머니라는 사실을 알게 될 확률이 높습니다. 사실을 알게 된 친구는 제게 미안해 하며 자신의 행동에 대해 후회하거나 자책할 것입니다. 따라서 저는 이러한 상황을 방지하기 위해서 친구 A에게 카페 주인이 제 어머니라는 사실을 알려야 한다고 생각합니다.

[알리지 않겠다고 선택한 경우]

친구 A에게 카페 주인이 제 어머니라는 사실을 알리지 않을 것입니다. 사실을 알게 된다면 친구 A가 자신의 고민을 편하게 이야기하지 못할 것이기 때문입니다. 경제 사정이 어려워 아르바이트가 필요한 친구 A에게 일하던 카페를 그만둘 수밖에 없게 된 상황은 정신적으로나 현실적으로 큰 고통을 안겨 주었을 것입니다. 이런 상황에서 카페 주인이 제 어머니라는 사실을 알리게 된다면, 친구 A는 본인이 겪고 있는 어려움을 편하게 털어놓지 못해 더욱 힘들어 할 것입니다. 따라서 저는 친구 A가 자신의 어려움을 편하게 이야기할 수 있도록 카페 주인이 제 어머니라는 사실을 알리지 않을 것입니다.

문항 2

저는 다음의 요소들을 고려하면서 친구 A에게 카페의 주인이 제 어머니라는 사실을 전달할 것입니다. 먼저, 친구 A의 감정이 진정된 이후에 사실을 이야기할 것입니다. 현재 친구 A는 아르바이트를 그만두게 된 상황 때문에 힘들어 하고 있습니다. 제 어머니가 카페 주인이라는 사실은 친구의 감정을 더욱 혼란

스럽게 만들 가능성이 있습니다. 감정적 동요로 인해 친구는 전달할 사실에 대해 평소와 달리 민감하고 감정적으로 반응할 수 있으며, 이로 인해 새로운 갈등이 초래될 수도 있습니다. 이러한 상황을 방지하기 위해 친구 A의 감정이 어느 정도 진정된 다음에 전달하고자 한 사실을 이야기할 것입니다.

다음으로 친구 A에게 알리고자 한 사실을 분명한 어조로 전달할 것입니다. 전달하고자 한 내용을 불분명하게 제시한다면, 친구에게 혼란만 가중하는 일이 될 수 있기 때문입니다. 뿐만 아니라 소통이 정확하지 않아 나중에 서로에 대해 오해가 발생할 수도 있습니다. 따라서 분명한 어조로 카페의 주인이 제 어머니임을 밝히고, 어머니에 대한 험담을 자제해 줄 것을 친구 A에게 요청할 것입니다.

마지막으로 친구 A의 어려움에 공감하는 태도를 유지하면서 사실을 전달할 것입니다. 고민을 이야기하던 상황임을 고려할 때, 카페 주인이 제 어머니라는 사실을 밝히는 것은 자칫 친구 A에게 그가 겪고 있는 어려움에 대해 공감하지 않겠다는 의미로 잘못 전달될 수 있습니다. 그렇게 된다면 친구 A의 고통을 가중할 뿐만 아니라 관계의 균열을 야기할 수도 있습니다. 따라서 공감의 자세를 유지하여 전달한 사실로 인해 친구 A에 대한 진심이 왜곡되지 않도록 노력할 것입니다.

▌문항 3 ▌

[사정을 전하겠다고 선택한 경우]

카페 주인인 어머니께 친구 A의 사정을 전할 것입니다. 어려운 상황에 놓인 친구 A를 도와주는 것은 친구로서 해야 하는 일이기 때문입니다. 현재 친구 A는 카페 아르바이트를 그만두게 되어 경제적으로 어려운 상황에 놓여 있을 뿐만 아니라 심적으로도 고통을 느끼고 있습니다. 어머니께 친구 A의 사정을 전달하는 일은 힘든 상황에 놓인 친구 A를 위해 할 수 있는 일 중 하나에 해당합니다. 따라서 어려움을 겪고 있는 친구를 돕기 위해서 어머니께 친구 A의 사정을 전달할 것입니다.

한편, 맥락을 고려할 때 어머니께 친구 A의 사정을 전달하는 행위는 친구 A를 무조건 고용해 달라는 요구로 이해될 수도 있습니다. 그러나 친구 A를 고용해 달라는 요구는 고용주로서의 어머니의 권한을 침해하는 것이므로 부적절합니다. 따라서 친구 A의 사정은 전달하되, 이것이 친구 A를 반드시 고용해 달라는 요구는 아님을 어머니께 분명히 전달해야 한다고 생각합니다.

[사정을 전하지 않겠다고 선택한 경우]

카페 주인인 어머니께 친구 A의 사정을 전하지 않을 것입니다. 카페 주인으로서의 어머니의 권한과 선택을 존중하기 위해서입니다. 카페 운영에 대한 권한은 주인인 어머니께 있으며, 카페 주인으로서 어머니는 카페 상황을 개선하는 과정에서 나름의 이유로 친구 A를 해고하는 선택을 하셨습니다. 이때 친구 A의 사정을 전달하는 행위는 고용주로서의 어머니의 권한을 침범하는 행위인 동시에 카페 운영과 관련된 어머니의 선택을 존중하지 않는 의미로 해석될 수 있습니다. 따라서 카페 주

인으로서의 어머니의 권한과 선택을 존중하고자 친구 A의 사정을 전달하지 않을 것입니다.

또한, 사정을 전달받은 어머니는 심적으로 부담감을 느끼실 수 있습니다. 현재 어머니는 카페를 운영하는 일로 힘들어 하시는 상황입니다. 이러한 상황에서 해고된 친구 A의 사정까지 듣게 된다면 카페 주인과 어머니로서의 역할 간의 갈등으로 부담감까지 느끼실 수 있습니다. 따라서 어머니께 부담이 될 수 있는 상황임을 고려할 때, 친구 A의 사정을 전달하지 않을 것입니다.

04 가능한 추가 질문

1. [문항 1]에서 알린다는 답변을 선택했을 경우, 친구 A가 어머니께 말씀드려서 자신을 다시 고용해 달라고 부탁해 온다면 어떻게 답할 것인가?

2. 사정을 알게 된 친구 A가 더 이상 자신과 친구 관계를 유지하고 싶지 않다고 밝힌다면 어떻게 대처할 것인가?

3. 만약 문제가 된 상황의 책임이 친구 / 엄마에게 있었다면, 이에 대해 친구 / 엄마에게 조언을 할 것인가, 둘의 갈등을 조정할 것인가?

의대 인적성 면접
MMI 최종 모의 평가

모의 면접 해설

의대 인적성 모의 면접

1 줄글 제시문 (의료 영역)

01 제시문 내용 확인

제시문

부모의 사랑에는 두 가지 측면이 있다. 받아들이는 사랑과 변화시키는 사랑이다. 둘 중 한 측면이 과해지면 다른 한 측면이 그 과함을 바로잡는 역할을 해 준다. 그러나 요즈음 지나치게 의욕적인 부모들은 변화시키는 사랑에 열중하는 경향이 있다. 아이에게 온갖 것들을 성취해야 한다고 요구하면서 아이가 완벽해지길 바라는 것이다.

강화 찬성론자들은 아이의 능력을 교육으로 향상시키는 것과 생명 공학을 통해 유전적으로 향상시키는 것이 원칙적으로 아무런 차이가 없다고 주장한다. 한편, 강화 비판론자들은 그 둘이 완전히 다르다고 주장한다. 그들은 유전적 구성을 조작해서 아이를 강화하려는 시도가 우생학을 연상시킨다고 말한다. 이런 상반된 관점은 유전적 강화(genetic enhancement)의 도덕적 지위를 명확히 하는 데 도움을 준다. 유전 공학으로 자녀를 강화하려는 시도는 교육 및 훈련과 더 비슷한가? 아니면 우생학과 더 비슷한가?

하버마스는 자유주의 원칙인 자율성과 평등성에 위배된다는 이유로 자녀의 자질을 강화하기 위한 유전학적 개입에 반대한다. 그런데 아이의 자율성에 미치는 영향이 어떻든 간에, 우연성을 제거하고 출생의 신비를 정복하려는 욕구는 자녀에 대한 부모의 무조건적 사랑이라는 규범이 지배하는 사회에서의 양육의 의미를 오염시킨다(근거 1). 설령 아이에게 해를 미치거나 아이의 자율성을 손상시키지 않는다 할지라도 우생학적 양육은 잘못된 것이다. 그런 양육 방식은 세계에 대한 특정한 태도, 즉 정복하고 통제하려는 태도를 표현하고 확고히 하기 때문이다(근거 2).

* 출처: 마이클 센델, 『완벽에 대한 반론』, 부분 발췌 및 재구성

02 문제 요구 사항 확인 & 개요 작성

│ 문항 1 │

제시문을 주장과 근거의 형태로 요약하시오.

(1) 주장

부모는 자식에게 유전적 강화를 시행해서는 안 된다.

(2) 근거

- 부모의 자식에 대한 무조건적 사랑과 양육에 대한 사회적 가치와 의미를 훼손시킴
- 대상을 정복하고 통제하려는 태도에 기반 (①의 세부 논거)

│ 문항 2 │

제시문의 주장에 대해 동의하는가 혹은 반대하는가? 근거를 들어 자신의 의견을 제시하시오.

(1) 유전적 강화에 찬성 (제시문의 입장 비판)

- 유전적 강화를 통해 자녀는 세상을 살아가는 데 필요한 힘과 역량을 키울 수 있음
  - 예 질병으로부터 보호: 자녀에 대한 무조건적 사랑과 양육의 가치와 의미를 훼손하는 것이 아님
- 유전적 강화는 단지 아이의 성장을 돕기 위한 보조 수단에 해당, 유전적 강화 이후로도 해당 능력에 대한 '훈련 필요'

(2) 유전적 강화에 반대 (제시문의 입장 동의)

- 유전적 강화 → 부모의 무조건적 사랑의 의미를 훼손함
- 자녀의 자율성을 훼손시킴
- 경제적 양극화 강화
  유전적 강화 → 고비용 → 자녀가 사회적으로 성공할 가능성이 높음 → 부의 계승 확률이 높음

│ 문항 3 │

당신이 의사라면, 학생의 집중력 향상 약물 처방을 요구하는 부모에게 어떻게 답할 것인가? 그 이유는 무엇인가?

(1) 약물 처방에 찬성

- 학생의 집중력 부족으로 인해 일상생활 어려움 → 질환이므로 약물 치료 필요
- (반론) 부모의 강제적 개입은 거부해야 함
- (재반론) 치료가 우선시되어야 함

(2) 약물 처방에 반대

- 학생의 집중력 문제의 원인 다양 → 생활 습관 문제일 가능성 있음 → 약물 의존, 부작용 고려
- 생활 습관 개선이나 행동 치료 등의 비약물 치료 방법이 우선 고려되어야 함
- (반론) 환자의 자율성을 존중해야 함 → (재반론) 환자의 이익에 부합하는지 확인 불가

03 예시 답안

문항 1

제시문은 '부모는 자식에게 유전적 강화를 시행해서는 안 된다'고 주장하고 있습니다. 자식에 대한 유전적 강화는 아이를 설계하는 일에 해당하는데, 이는 대상을 정복하고 통제하려는 강압적인 태도에 기반하여 부모의 자식에 대한 무조건적인 사랑과 양육의 의미를 훼손하기 때문입니다.

문항 2

[유전적 강화에 찬성하는 경우]

저는 제시문의 입장과 달리 유전적 강화에 찬성합니다. 왜냐하면 유전적 강화는 자녀가 이 세상을 살아가는 데 필요한 중요한 역량과 환경을 조성하도록 부모가 노력하는 일이기 때문입니다. 예컨대, 유전적 강화는 특정한 질병이나 장애를 갖지 않도록 자녀를 보호하기도 합니다. 이는 자녀에 대한 부모의 무조건적인 사랑과 양육에 대한 사회적 가치와 의미를 훼손하지 않으면서도 자녀의 건강과 안녕을 위해 노력하는 것으로 이해될 수 있습니다.

또한, 유전적 강화는 자녀의 성장을 돕기 위한 보조적인 수단일 뿐입니다. 유전적 강화만으로 특정 능력을 잘 실현할 수 있는 것은 아닙니다. 그 능력을 잘 활용하고 또 유지하기 위해서는 추가적인 연습과 노력이 필요합니다. 즉, 유전적 강화는 교육과 마찬가지로 자녀의 성장과 발달을 지원하고 보완하기 위한 수단 중 하나라고 생각합니다. 이를 부모가 자녀를 정복하거나 통제하려는 시도로 해석하는 것은 극단적이라고 생각합니다. 그러므로 저는 유전적 강화에 찬성합니다.

[유전적 강화에 반대하는 경우]

저는 제시문의 입장과 같이 유전적 강화에 반대합니다. 즉, 제시문의 입장을 동의하는 이유는 세 가지입니다.

첫째, 유전적 강화는 부모의 '무조건적 사랑'의 의미를 훼손할 수 있습니다. 자녀에 대한 부모의 무조건적인 사랑은 말 그대로 자녀가 어떤 행동을 하거나 어떤 모습이더라도 포용하고 편이 되어주는 사랑을 의미합니다. 그런데 유전적 강화는 자녀를 부모의 욕망에 맞춰 디자인하는 행위이며, 이는 부모가 자녀를 조건적으로 사랑할 것임을 보여주는 것이나 다름없다고 생각합니다.

둘째, 유전적 강화는 자녀의 자율성을 훼손할 수 있습니다. 부모가 자녀의 유전적 특성을 선택하는 행위는 자녀의 자율성과 독립성을 제한할 수 있으며, 이는 자녀의 성장과 발전에 부정적인 영향을 미칠 수 있습니다. 자녀의 개인적인 성향과 능력을 존중하고 지원하는 것이 중요하다고 생각합니다.

셋째, 유전적 강화는 양극화를 심화할 수 있습니다. 유전적 강화는 비용이 많이 드는 과정입니다. 따라서 경제적으로 여유가 있는 부모들만 자녀의 유전적 강화를 시도할 가능성이 높고, 이렇게 유전적 강화를 받은 자녀들은 높은 확률로 학업이나 기타 다양한 분야에서 우위를 점하게 될 것입니다. 다시 말하자면, 유전적 강화는 사회적 성공의 확률을 높일 수 있고, 이는 곧 교육 · 문화 · 여가 · 고용 · 소득에서의 양극화로 이어질 수 있습니다. 따라서 저는 이러한 근거들을 바탕으로 유전적 강화에 반대합니다.

문항 3

[약물 처방에 찬성하는 경우]

제가 만약 이러한 요구를 받은 의사라면, 약물 처방을 하도록 하겠습니다. 왜냐하면 학생의 집중력 부족은 치료가 필요한 질환으로 이해될 수도 있기 때문입니다. 주어진 문제 상황만으로는 약물 처방을 요구하는 부모와 학생의 의도를 정확히 파악할 수 없지만, 약물을 통한 도움이 필요한 상황이라면 적어도 학생이 집중력 부족의 상태에 놓여 있음을 추론할 수 있습니다. 그런데 집중력이 부족할 경우 사람들은 일상생활에서 어려움을 겪을 수 있습니다. 단지 학업 활동을 위해서가 아니더라도 집중력 향상 약물이 필요한 다른 경우를 얼마든지 떠올려 볼 수 있습니다. 그렇다면 이는 학생이 치료가 필요한 상태라고 판단할 만한 근거가 될 수 있을 것입니다. 따라서 치료를 위해 학생에게 약물을 처방해도 된다고 생각합니다.

물론 학생의 정확한 상태를 진단하고 그에 적합한 분량과 비율의 약물을 처방하는 것이 우선되어야 합니다. 문제에서 주어진 상황이 진단도 받지 않은 채 처방이 필요한 약물을 요구하는 불법적인 상황이 아니라면, 저는 학생에게 필요한 약물을 처방하겠습니다. 누군가는 이에 대해 부모의 강제적인 개입을 허용하는 일이 아닌지 의문을 제기할 수 있습니다. 그러나 저는 치료가 필요한 환자가 치료를 받지 못하는 경우의 문제가 부모의 강제적인 개입을 허용하는 경우의 문제보다 심각하다고 생각합니다. 그러므로 저는 약물을 처방할 것입니다.

[약물 처방에 반대하는 경우]

제가 만약 이러한 요구를 받은 의사라면, 약물을 처방하지 않겠습니다. 왜냐하면 학생의 집중력 저하가 약물 처방을 통해 개선될 수 있을지 불확실하기 때문입니다. 집중력 부족의 문제는 생활 습관으로 인해 발생할 수도 있습니다. 따라서 약물을 통해 해결하는 것은 근본적인 문제 해결 방법이 아닐 뿐만 아니라 약물 의존성을 높이거나 부작용을 유발할 가능성이 있습니다. 그러므로 저는 학부모의 요구에 응하지 않고, 생활 습관 개선이나 행동 치료와 같은 대안적인 치료 방법을 논의하고자

합니다.

물론 환자나 보호자의 요구에 응하지 않는다면, 환자의 자율성을 침해한다고 비판할 수도 있습니다. 그러나 저는 환자의 자율성은 환자에게 최선의 이익이 보장되는 한에서 존중받아야 한다고 생각합니다. 충치 치료를 받은 직후의 자녀에게 달콤한 간식을 자율적으로 먹도록 허용하는 보호자가 없는 것처럼 말입니다. 그러므로 저는 현재 병원에 방문한 학부모에게 약물을 처방하기보다는 학생 본인과 함께 내원할 것을 요구한 후 최선의 이익이 보장되는 치료 방법이 무엇일지 함께 논의하겠습니다.

04 가능한 추가 질문

1. 아동의 반사회적 성향의 발현을 방지하기 위해 유전적 강화 기술을 사용하는 것이 정당하다고 생각하는가?

2. 유전적 강화 기술이 상용화될 경우, 발생할 수 있는 문제에는 어떤 것들이 있다고 생각하는가?

3. 유전적 강화 기술에 대해 찬성하는가, 반대하는가?

05 관련된 읽기 자료

📖 더 읽어보기

[유전 상담에 관하여]
유전 상담의 가장 대표적인 정의는 1975년 미국 유전 학회(ASHG) 유전 상담 분과 위원회가 발표한 것이다. 그 이후 2006년 미국 유전 상담사 협회(NSGC)에서 유전 상담의 정의를 발표하였다.

다음은 미국 유전 학회(ASHG)의 유전 상담의 정의이다.

유전 상담은 가족 내 유전 질환의 발생 또는 발병 위험도와 관련된 다양한 문제들을 다루는 의사 소통 과정이다. 이 과정은 적절한 훈련을 받은 전문가가 환자와 가족에게 다음과 같은 도움을 준다.
- 진단, 질환의 자연 경과, 유용한 관리법 등을 포함하는 의학적인 사실을 이해하도록 돕는다.
- 질환의 유전 방식과 가족 구성원의 재발 위험도를 파악하도록 돕는다.
- 재발 위험도와 관련된 선택 가능한 대안들을 이해하도록 돕는다.

- 질환의 발병 위험도, 가족의 목표, 그리고 윤리적·종교적 기준에 적절한 대안을 선택하고 그 결정에 따라 행동할 수 있도록 돕는다.
- 환자와 가족 구성원들에게 지원과 상담을 제공해 질환과 재발 위험에 최대한 잘 적응할 수 있도록 돕는다.

다음은 미국 유전 상담사 협회(NSGC)의 유전 상담의 정의이다.

유전 상담은 질병의 유전적 원인에 대한 의학적·심리적·사회적 영향을 이해하고 적응하도록 도와주는 과정으로 다음과 같은 사항들을 포함한다.
- 질병의 발병 혹은 재발 가능성을 평가하기 위해 가족력과 병력을 해석한다.
- 유전 방식, 유전자 검사, 관리, 예방, 도움이 되는 관련 자료와 진행되고 있는 연구 등에 대해 교육한다.
- 유전 상담을 통해서 이해한 정보에 근거하여 자기결정권을 행사해 선택할 수 있도록 지원하며, 질병 또는 발병 위험에 대해 적절한 선택을 하고 적응할 수 있도록 상담한다.

구영모, 『생명의료윤리』, p.276 – 304 참고

2 도표 제시문 (의료 영역)

01 제시문 내용 확인

자료 1 유행 시기별·지역별 COVID-19 확산 네트워크 (제목)

〈1차 유행 시기〉

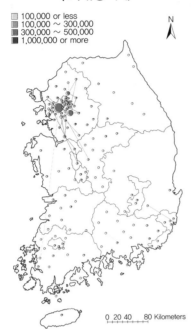

〈2차 유행 시기〉

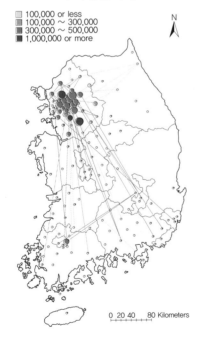

〈3차 유행 시기〉

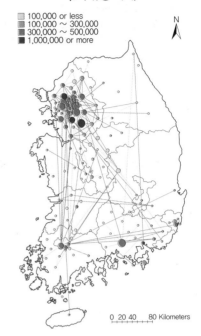

* 원은 확진자 수, 선은 확산 경로를 의미함
* 출처: 이진희 외, 『국토연구』, (제110권) 발췌

자료 2 전염병 확산 시뮬레이션 IBM 모형 (제목)

전염병 확산 시뮬레이션의 가장 고전적인 모형은 수리적 계산을 활용하는 SIR 모델(Susceptible - Infected - Removed, 감염 대상자군 - 감염자군 - 회복자군 수리 모형)이다. SIR과 같은 수리 확산 모형은 거시적인 시각, 즉 전체 모형 내 사람들의 행위가 동일할 것이라는 가정에 기반하기에 전체 추세가 아닌 지역 수준에서의 전염병 확산 방식을 모델링하기 까다롭다는 단점이 있다. 이를 보완하기 위해 IBM 모델(Individual - Based Model 개인 행위자 - 기반 모형)이 나타났다. 해당 모형은 인공적인 사회 공간 내 행위자의 행동 방식을 모형화한 것으로, 간단한 수준의 개인 행위자 행동 방식을 바탕으로 전염병의 미시적인 확산 수준을 가늠하게 한다는 이점이 있다. 오른쪽 그림은 해당 모형에 근거하여 집 - 직장 - 학교의 이동 방식을 모형화한 것이다.

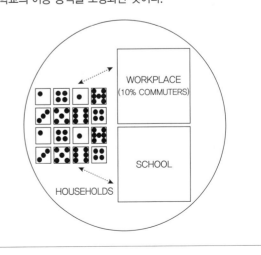

* 출처
- [자료 1]: 이진희 외, "코로나바이러스감염증-19의 시공간적 확산 패턴 및 지역 간 감염 네트워크 분석", 『국토연구』(제110권) 발췌
- [자료 2]: 윤호영, "다시 각광받는 행위자기반 전염병 시뮬레이션 모형", 『KIPA 조사포럼』(Vol.33) 발췌

02 문제 요구 사항 확인 & 개요 작성

│ 문항 1 │

[자료 1]을 분석하여 유행 시기별 특징과 확산 패턴 등을 설명하시오.

(1) 자료 제목 및 전체 내용 확인: COVID-19 확산 양상
- 유행 시기별: 세 차례의 유행 시기에 따른 확산 양상
- 지역별: 지역별 확진자 분포 및 확산 경로 시각화
- 변수 의미: 원(확진자 수), 선(확산 경로)

(2) 1차 해석
- 1차 유행: 전국 분포, 미약한 전파 경로, 인접 지역 간 감염
- 2차 유행: 수도권 확진자 급증, 수도권에서 지방으로 확산
- 3차 유행: 대도시 집중 확산, 복잡한 전파 경로

(3) 2차 해석
- 확산 패턴: 수도권에서 시작하여 지방으로 확산
- 지방 대도시 중심성: 지방 대도시가 새로운 확산 거점으로 부상
- 대응 필요성: 전국 차원의 준비 및 의료 자원 배분 필요성 강조

│ 문항 2 │

[자료 2]에 나타난 시뮬레이션 모형을 토대로 [자료 1]에 나타난 COVID-19 확산 양상을 설명하시오.

(1) SIR 모델 요약 및 한계 분석
① SIR 모델 (Susceptible - Infected - Removed, 감염 대상자군 - 감염자군 - 회복자군 수리 모형)
- 거시적인 변수 기반 모형으로 전체 모형 내 사람들의 행위가 동일할 것이라는 가정에 기반
- 거시적 관점의 활용: 각 유행 시기에 따른 감염자와 회복자의 수를 집단으로 예측 가능

② SIR 모델로 [자료 1]을 분석할 때의 한계
- 지역 수준에서의 감염병 확산 등 거시적인 방안을 벗어난 정책 대응 방법을 모델링하는 데 까다로움
- 개인별·지역별 특이 사항을 고려하지 못함

(2) IBM 모델 요약 및 SIR 모델 한계 보완
① IBM 모델 (Individual - Based Model, 개인 행위자 - 기반 모형)
미시적 변수 기반 모형으로 사회 공간 내 행위자의 행동 방식의 모델링

② IBM 모델로 [자료 1] 분석
- 미시적 활용: 지역별 확산 특성에 따른 효과적인 대응 전략 수립 가능
- 전략적 적용: 각 지역의 사회적 거리두기 효과를 평가하거나, 대응 자원을 효율적으로 배치하는 등의 정밀한 결정 지원 가능

(3) IBM 모델의 [자료 1] 분석 시 활용 방향
- 3차 유행 시기에 지방 대도시가 새로운 거점으로 대두됨을 확인 가능
- 지역별 차이와 특징을 고려한 맞춤형 대응 방안 대비에 활용

03 예시 답안

│ 문항 1 │

도표는 COVID-19의 세 차례의 대유행을 나타내며, 각각의 유행 시기별 변화를 지도 위에 원과 선을 사용해 시각화하고 있습니다. 원은 각 지역에서 보고된 확진자 수를 나타내며, 선은 감염이 확산된 경로를 표시합니다.

먼저, 시기별 특징을 분석해 보겠습니다. 1차 유행 시기에는 원의 분포가 비교적 드문드문 있으며, 전파 경로도 미약하게 나타나 있습니다. 이는 감염이 광범위하게 퍼져 있지만, 각각의 확진 사례가 서로 크게 연결되어 있지 않음을 시사하며, 인접 지역 간의 감염이 주를 이루고 있음을 나타냅니다. 다음으로 2차 유행 시기에는 원들이 특히 수도권 지역에서 밀집해 있으며, 한 지역에서 다른 지역으로 확산되는 선이 많이 나타나 있습니다. 이는 감염의 지역 간 유입 및 유출이 활발하게 일어나고 있으며, 수도권을 중심으로 감염이 전국적으로 퍼져 나가고 있음을 보여 줍니다. 3차 유행 시기에는 전국적인 확진자 수의 증가가 나타나며, 특히 지방 대도시에서의 확산이 두드러짐을 알 수 있습니다. 따라서 이 시기에는 지방 대도시들이 COVID-19의 새로운 매개 지역이 되고 있음을 알 수 있습니다.

이를 정리해 보면, COVID-19는 수도권에서 시작하여 지방으로 확산하는 패턴을 보이며, 유행이 반복되면서 점차적으로 지방 대도시가 새로운 확산 거점으로 부상하고 있음을 확인할 수 있습니다. 이는 전국 차원의 대비가 필요하며 의료 자원이 고르게 배분되어야 함을 보여 준다고 해석할 수 있습니다.

│ 문항 2 │

[자료 2]에는 전염병 확산 시뮬레이션에 활용되는 두 가지 모형이 제시되어 있습니다. 하나는 일반적으로 많이 사용되는 SIR 모델입니다. SIR 모델은 전염병의 확산 추세를 거시적인 관점에서 예측하는 데 주로 사용되며, 전체 인구가 동일한 행동 양상을 보인다고 가정하면서 각 유행 시기에 따른 감염자와 회복자 수를 집단적으로 예측합니다.

그러나 SIR 모델은 거시적인 관점을 취하기 때문에 전염병 확산 과정 내 세부적인 개인의 특이 행동 양상이나 지역별 차이

를 충분히 고려하지 못한다는 한계가 있습니다. 그러므로 이러한 세부 사항에 대한 고려가 포함된 IBM 모델을 활용할 수 있습니다. IBM 모델은 개인별 행위와 상호 작용을 고려한 미시적 접근이 가능한 모형입니다. 이는 특정 사회 공간 내 개인 행위자의 행동 방식을 모형화하여 군소 지역별 차이를 비교할 수 있다는 장점이 있습니다.

그렇다면 이러한 IBM 모델은 [자료 1]에 나타난 COVID-19 3차 유행 시기를 고려할 때 지역별 맞춤 대응 방안을 대비하는 데 활용될 수 있습니다. [자료 1]에 의하면, 3차 유행 시기에는 지방 대도시가 새로운 매개 거점으로 대두되고 있음을 확인할 수 있습니다. 각 지역별 특징과 차이를 충분히 고려한 맞춤형 대응 방안이 필요한데, 이때 군소 지역별 차이를 비교할 수 있는 IBM 모델이 그 방안을 구상하는 데 활용될 수 있습니다.

04 가능한 추가 질문

1. 전염병 확산을 방지하기 위해 개인적 / 국가적 차원에서 필요한 노력이 무엇인지 제시하시오.

2. 민간 기관 및 개인이 전염병 확산 경로 및 양상을 분석할 경우 발생할 수 있는 문제에는 무엇이 있는지 제시하시오.

3. 감염병을 어떻게 분류할 수 있는가? 분류할 수 있는 기준을 제시하고, 그에 따른 대처 방안을 설명하시오.

05 관련된 읽기 자료

📖 더 읽어보기

[감염병에 대처하는 우리의 노력]
세계 보건 기구(WHO)의 위기 선언 조건은 ① 공중 보건에 미치는 영향이 심각한 경우, ② 사건이 이례적이거나 예상하지 못한 경우, ③ 국가 간 전파 위험이 큰 경우, ④ 국제 무역이나 교통을 제한할 위험이 큰 경우 등의 요건 중 2개 이상 해당될 때이다. 다만, 1개의 상황만 해당하더라도 긴급 위원회 논의 결과 필요하다면 위기 상황 선포를 권고할 수 있다. 지금까지 중국과 홍콩 등 아시아를 강타한 신종 플루와 조류 독감(H5N1), 에볼라 등의 국제 비상사태가 5차례 선포되었다. 국제 비상사태는 감염병 대응 6단계 중 4단계 정도에 해당되며, COVID-19는 6번째에 해당한다.

또한, WHO는 전 세계적 감염병 대응 단계를 6단계로 구분하고 있다. 이는 '인간 – 동물 – 환경'을 하나의 시스템으로 바라보는 'One Health' 개념을 강조하는 것으로, 2003년에서 2007년 유행한 조류 인플루엔자로 인해 인체 감염에 대한 우려가 나날이 높아지는 현실에 발빠르게 대응하려는 것으로 해석할 수 있다(이다은, 2017).

결국, WHO는 2020년 3월 11일 COVID-19의 위기 단계를 6단계로 격상하고 팬데믹을 선언하였다. 이는 1968년 홍콩 독감, 2006년 신종 인플루엔자 확산 이후 3번째에 해당한다.

〈세계 보건 기구(WHO)의 감염병 대응 단계〉
1단계: 동물 사이에 한정된 전염으로 사람에게는 안전한 상태
2단계: 동물 사이에 전염되다가 소수의 사람들에게도 전염된 상태
3단계: 사람들 사이에 전염이 증가한 상태
4단계: 사람들 사이에 전염이 급속히 퍼지기 시작, 세계적 유행병 발생 초기 사태, 에피데믹(Epidemic)
5단계: 동일 권역(대륙)의 최소 2개국에서 병이 유행, 전염병 대유행이 임박
6단계: 다른 권역의 국가에서도 추가로 전염 발생, 전염병의 대유행, 팬데믹(Pandemic)
건강 보험 심사 평가원, 「인류와 함께 공존해 온 감염병」 참고

3 문제 해결 및 상황 판단 (비의료 영역)

01 제시문 내용 확인

제시문

가정 형편이 어려웠던 당신은 친구 A에게 평소 많은 도움을 받으며 잘 지내 왔다. A는 가정이 유복하며 자신이 원하는 많은 물건을 어려움 없이 소유할 수 있는 형편이다. 시험 대비를 위해 A와 도서관에서 만나 공부를 하던 중, 당신은 추위를 느껴 A에게 외투를 빌려 입었다(고려 사항 1). A는 잠시 집에 다녀오겠다고 도서관을 나갔고, 혼자 공부하던 당신에게 같은 반 친구 B가 다가와 잠시만 외투를 빌려 달라고 말했다(고려 사항 2). 그런데 외투를 빌려 갔던 B가 실수로 옷에 케첩을 묻혀 와서 미안하다며 사과하였다(문제 상황). 이때 당신은 한 시간 후 도서관으로 돌아오겠다는 A의 문자를 받았다.

* 출처: 제시문 자체 제작

02 문제 요구 사항 확인 & 개요 작성

문항 1

당신은 친구 B에게 어떤 말을 하겠는가? 그렇게 말한 이유는 무엇인가?

(1) 문제 상황 파악
- ① A의 허락이 있었는가?
  - A의 허락이 없었음
  - A가 부재한 상황에서 옷을 빌려주었으므로 A의 허락이 없었다고 추측 가능
- ② B는 A의 옷인지 알고 있는가?
  - 알 수 없음
  - B가 내게 사과하였으나 옷을 손상시킨 것에 대한 사과인지, 혹은 난처한 상황을 만든 것에 대한 사과인지 알 수 없음

(2) 친구 B에게 할 말
- ① 고려 사항
  - A에 대한 사과
  - 옷의 손상 정도에 따른 책임 소재
  - ➡ 손상 정도 확인: 경미한 경우 세탁, 심각한 경우 세탁소 이용 또는 새 옷 구매 필요
- ② 나의 태도
  - 책임 전가를 피하고, 손상 정도에 따른 적절한 조치를 할 것을 결정
  - 화를 내거나 비난하는 것은 피하고, 책임 있는 대응을 유지할 것

(3) (2) – ②의 이유
- A의 옷이 손상된 직접적 원인: B의 실수 / 간접적 원인: 나의 무단 대여
- ➡ 간접적 원인을 제공한 내게 부분적으로 책임이 있음
- 나와 B로 인해 A가 피해를 입었다는 사실을 인정하고, B와 함께 책임을 져야 함
- ➡ B를 비난하는 행위는 B에게 책임을 전가하려는 태도로 비춰질 수 있으며, 불필요한 관계 손상을 유발할 수 있음

문항 2

친구 A가 돌아오면, 당신은 친구 A에게 어떤 말을 하겠는가? 면접관이 친구 A라고 가정하고 말해 보시오.

(1) 문제의 쟁점
- 무단 대여: A의 허락 없이 A의 옷을 B에게 빌려준 행위
- 정직한 대응: 문제 상황에 대한 솔직한 인정과 사과 가능성

(2) 문제해결 방향성
- 책임 인식: A의 옷을 보관하고 있었던 자신에게도 일부 책임이 있음을 인지
- 사과의 필요성: A에게 상황을 투명하게 설명하고 진심으로 사과

- 기대 관리: A의 용서를 기대하는 태도를 자제하고, 책임 있는 대응 강조

(3) 주의 사항
- 사실 전달 중요성: 상황의 전말을 정확하고 솔직하게 전달
- 진정성 있는 사과: 문제에 대한 개인적 책임을 인정하고, 성의 있는 사과를 제공

03 예시 답안

문항 1

주어진 문제 상황은 제가 친구 A에게 빌린 옷을 다른 친구 B가 빌려 간 후, 손상을 입은 상황입니다. 여기서 파악할 요인은 크게 두 가지인데, 하나는 'A가 자신의 옷을 B에게 빌려줄 것을 허락했는가'입니다. 그러나 A가 부재한 상황에서 B가 옷을 빌려 갔으므로 A의 허락은 없었다고 추정할 수 있습니다. 다음으로 파악할 요인은 'B가 그 옷이 A의 옷인지 알고 있는 가'입니다. 그런데 주어진 상황만으로는 B가 이를 알고 있었는지 확인하기 어렵습니다. B가 한 사과가 나의 옷을 더럽힌 것에 대한 사과인지 혹은 난처한 상황을 만든 것에 대한 사과인지 판단하기 어렵기 때문입니다.

그러므로 저는 만약 B가 그 옷이 A의 옷인 것을 모르고 있다면, 우선 B에게 옷의 주인이 A라는 사실을 전달할 것입니다. 이를 통해 B는 자신이 사과해야 할 대상이 A임을 인지하게 될 것이고, 나아가 저와 함께 문제 상황에 대처해야 한다는 사실도 파악하게 될 것입니다. 다음으로 저는 B에게 구체적인 사과 방법과 손상 정도에 따른 책임 배분에 관해 논의하자고 말할 것입니다. 옷의 손상 정도가 심각할 경우 비용을 지불해야 하는 상황이 생길 수도 있기 때문입니다.

저는 B와 의견을 나누는 동안에 저와는 관계없는 일이라는 듯한 태도를 취하지 않도록 주의하고, 일방적으로 B를 비난하는 것 역시 지양할 것입니다. 제가 B를 비난하지 않는 이유는 무단으로 A의 옷을 B에게 빌려준 제게도 옷이 손상된 것에 대한 책임이 일부 있기 때문입니다. 그리고 자칫 신중하지 못한 제 언행이 B에게 책임을 전가하려는 의도로 비춰질 경우 불필요한 갈등이 발생할 수도 있기 때문입니다. 주어진 문제 상황에서 실질적인 피해자는 A이므로 저와 B는 A에게 사과하고 문제를 해결해야 합니다. 그러나 만약 저의 부적절한 언행으로 인해 B와 갈등하게 된다면, A가 피해를 입은 문제는 적시에 해결하지 못할 수도 있습니다. 따라서 저는 신중하고 책임감 있는 태도로 B를 대하면서 위와 같은 말을 전할 것입니다.

문항 2

친구 A가 돌아왔을 때, 우선 저는 A가 부재했던 사이에 발생한 사건을 솔직하게 밝히고, 친구 B에게 옷을 빌려준 사실에 대해 사과하면서 제 책임을 인정할 것입니다. 저는 허락 없이 B에게 A의 옷을 빌려주었고, 이로 인해 A의 옷에 손상이 발생

하였으므로 제게도 손상에 대한 책임이 일부 있기 때문입니다. 또한, B와 함께 A에게 사과하면서 문제를 해결하기 위해 논의했던 방안을 제시할 것입니다. 그리고 셋이 함께 논의하여 가장 합리적인 해결책을 찾되, 문제 해결의 구체적인 방법은 피해자인 A가 결정할 수 있도록 할 것입니다.

이러한 생각을 담아 친구 A에게 다음과 같이 말하겠습니다. "A야, 네가 잠시 집에 다녀올 동안 내가 B에게 네 옷을 잠깐 빌려줬어. 그런데 B가 빌렸던 옷에 케첩을 묻혔다고 해서 지금 B랑 함께 네게 사과하러 왔어. 우선 허락도 없이 내 마음대로 네 옷을 빌려줘서 미안해. 게다가 그 때문에 네 옷에 케첩이 묻은 것도 정말 미안해. 나도 B도 부주의해서 결국 네가 피해를 입게 된 것에 대해 진심으로 사과할게. B도 네 옷이라는 걸 알고 아까부터 사과하고 싶다고 해서 함께 기다렸어. 네가 오는 동안 B와 함께 옷에 케첩이 묻었을 때 어떻게 해야 하는지 찾아봤는데, 세탁소에 맡기면 깨끗이 지워진다고 해. 물론 우리가 일방적으로 해결 방법을 결정한 건 아니고, 너와 함께 결정해야 할 사안이라고 생각해서 어떤 선택지들이 있는지 미리 찾아 보고 있었어. 가능한 한 A 네가 원하는 방향으로 문제를 해결하고 싶어. 다시 한번 미안하고, 우리 함께 어떻게 할지 논의해도 괜찮겠니?"

04 가능한 추가 질문

> 1. 만약 친구 A가 돌아오기 전에 케첩이 묻은 부분을 완벽히 지워 낸다면, 당신은 친구 A에게 무슨 일이 있었는지 얘기할 것인가?
>
> 2. 친구 A가 당신이 본인의 허락 없이 옷을 빌려준 것에 대해 화를 낸다면 어떻게 대처할 것인가?
>
> 3. 친구 A의 옷이 더 이상 생산되지 않는 고가의 옷이고, 친구 A가 매우 좋아하는 옷이라면 어떻게 대처할 것인가?

4 윤리적 딜레마 (비의료 영역)

01 제시문 내용 확인

제시문

> 대학생 A는 기말 보고서 과제 제출 기한이 3일도 남지 않은 상황에서, 과제에 대한 도움을 얻기 위해 같은 과 선배 B와 만났다. 선배 B는 해당 과제와 관련하여 많은 조언과 도움을 제공하였고, 이를 바탕으로 대학생 A는 보고서 작성을 열심히 준비하였다. 그러나 자신의 역량 부족을 느낀 대학생 A는 결국 과제 제출 기한이 임박하자 선배 B의 아이디어를 상당 부분 그대로 옮겨 기말 보고서를 제출하였다(문제 상황). 대학생 A는 이후 선배 B에게 선배의 아이디어를 상당 부분 그대로 제출하였다고 솔직하게 밝혔고, 선배 B는 그런 대학생 A에게 잘 제출했다면 괜찮다며 위로의 말을 전하였다(고려 사항 1). 이후 대학생 A는 자신이 제출한 기말 보고서 과제에 대한 성적을 확인하였는데, 학과 교수 C는 대학생 A에게 만점을 주었고 추가로 이 내용을 바탕으로 논문을 기획해 보자는 제안을 건넸다(문제 상황 2). 교수 C는 학계에서 인정받는 실력 있는 교수이며, 대학생 A는 교수 C와 함께 논문을 게재하는 이력이 생긴다면 추후 자신에게 큰 도움이 될 것이라고 생각하고 있다(고려 사항 2).

* 출처: 제시문 자체 제작

02 문제 요구 사항 확인 & 개요 작성

문항 1

본인이 대학생 A라면 선배 B로부터 도움을 받아 기말 보고서를 작성하였다는 사실을 교수 C에게 솔직히 밝히겠는가? 밝히겠다면 혹은 밝히지 않겠다면 그 이유는 무엇인가?

(1) 문제 상황 파악
  ① 선배 B와의 상호 작용
    • 과제 제출 시 선배 B의 도움을 받았으며, 이를 그대로 활용함
    • 선배 B는 그 사실을 알고 있으며 내게 위로를 전함
  ② 교수 C와의 상호 작용
    • 선배 B의 도움을 받아 과제를 제출하였으나 만점을 받음
    • 제출한 과제를 바탕으로 논문 작성을 제안을 받음 (향후 이익이 됨)
    • 교수 C는 나의 과제가 선배 B의 도움을 받은 결과물임을 알지 못함

(2) 밝힌다
- 교육 연구에서 정직의 중요성
- 교수 C와의 신뢰 관계 및 선배 B와의 우호 관계를 유지

(3) 밝히지 않는다
- 학술 및 연구 경력에서 자기 이익을 추구
- 나의 학문적 노력과 성취의 결과

▌문항 2 ▐

사실을 밝히지 않은 채 교수 C와 함께 논문을 작성하려 했을 때, 발생할 수 있는 문제가 있다면 무엇인지, 그리고 해당 문제에 관한 해결 방안은 무엇인지 제시하시오.

(1) 발생 가능한 문제
- 역량 부족 노출 → 학문적 역량에 대한 신뢰성 약화
- 신뢰도 저하에 따른 대인 관계상의 어려움 위험

(2) 해결 방안
- 정직한 고백: 교수에게 도움을 받은 사실 고백
- 추가 학습 및 준비: 개인 역량 강화
- 공동 저자 제안: 선배 B를 논문의 공동 저자로 포함
- 정기적 상담: 교수와의 지속적인 연구 상담 및 피드백

03 예시 답안

▌문항 1 ▐

[사실을 밝히겠다고 선택한 경우]

제가 대학생 A라면 기말 보고서를 제출하는 과정에서 선배 B에게 도움을 받았다는 사실을 교수 C에게 솔직하게 밝힐 것입니다. 왜냐하면 저는 연구 분야에서 정직이라는 가치가 중시되어야 한다고 생각하며, 나아가 교수 C 그리고 선배 B와 긍정적인 관계를 유지하는 데 필요하다고 생각하기 때문입니다. 우선, 학문적 정직성은 대학 교육과 연구의 핵심 원칙이라고 생각합니다. 모든 연구자는 자신의 독창적인 아이디어와 학문적 노력을 통해 자신만의 연구 성과를 인정받고자 합니다. 다른 연구자의 아이디어를 훔치는 행위는 표절에 해당하며, 이는 연구의 질을 낮추고 발전을 저해하는 행위입니다. 저는 제 연구의 성과가 학문적 정직성이 유지되는 연구 환경에서 인정받길 원하며, 따라서 이번에 제출한 기말 보고서 또한 다른 사람의 도움을 받았다는 사실을 교수 C에게 솔직히 밝힐 것입니다. 나아가 이는 교수 C 그리고 선배 B와도 긍정적인 관계를 유지하는 데 필요합니다. 교수 C는 제 학문적 지도자이자 멘토입니다. 그러므로 저는 교수 C와의 긍정적인 신뢰 관계를 유지해야 합니다. 그런데 만약 추후에 도움을 받았다는 사실이 밝혀진다면 저에 대한 교수의 신뢰를 잃게 될 수도 있습니다. 한편, 선배 B에게 공정한 대우를 하는 것은 마땅하며, 이는 선배 B와의 긍정적인 관계를 유지하는 데 도움이 됩니다. 선배 B의 조언과 도움이 없었다면 과제의 완성도가 떨어졌을 것입니다. 또한, 선배 B의 아이디어가 교수 C에게 인정받을 정도로 가치가 있었으므로 필요하다면 공동 저자로 포함하는 것이 정당합

니다.

이와 같은 이유로 저는 교수 C에게 과제 수행 과정에서 선배 B의 도움을 정직하게 밝힐 것입니다. 이 결정은 장기적 관점에서 보면 제 학문적 성장과 신뢰 구축에 중요한 기여를 할 것입니다.

[사실을 밝히지 않겠다고 선택한 경우]

제가 대학생 A라면 기말 보고서를 제출하는 과정에서 선배 B에게 도움을 받았다는 사실을 밝히지 않을 것입니다. 왜냐하면 해당 과제물은 저의 노력과 성취의 결과물이기도 하며, 나아가 그 사실을 밝히지 않는 것이 향후 저의 학술 활동과 연구 경력에서 더 이익이 될 것이기 때문입니다.

우선, 저는 과제물이 저의 개인적인 학습과 성찰을 통해 만들어진 결과물이라는 점에 초점을 두고자 합니다. 물론 선배 B의 도움과 조언을 부정하고자 하는 것은 아닙니다. 그러나 학술 활동과 연구 작업에서 외부인의 조력을 모두 밝혀야 하는 것은 아니라고 생각합니다. 선배 B의 도움을 받는 일은 제가 다른 책을 읽고 그 책으로부터 도움을 받는 일과 유사하다고 생각합니다. 만약, 제가 책을 읽고 축적한 지식을 바탕으로 과제를 제출했다면, 지식 습득 과정을 교수 C에게 모두 밝힐 필요는 없을 것입니다. 초기 아이디어를 토대로 작성한 보고서는 제 노력의 결과물입니다. 따라서 제가 개인적으로 선배 B에게 감사의 마음을 전할 수는 있어도, 선배 B의 도움을 제 성취의 결정적 요인으로 보기는 어렵다고 생각합니다.

그렇다면 선배 B의 조언으로부터 도움을 받았다는 사실을 교수 C에게 솔직히 밝히는 것은 제 결과물에 대한 교수 C의 인식에 오해를 불러일으킬 수 있고, 이는 향후 저의 경력에 해를 입힐 수 있습니다. 전달하지 않았어도 되는 사실을 교수 C에게 밝혔을 때, 교수 C는 제가 양심의 가책을 느끼기 때문에 그 사실을 말했다고 오해할 수 있습니다. 이는 제 학문적 역량과 그에 대한 신뢰성을 손상시킬 수 있습니다.

결론적으로 선배 B의 조언은 제 학문적 성장의 밑거름이 되었지만, 최종 결과물은 제 독창적인 노력과 연구의 산물입니다. 이러한 상황에서 교수 C에게 선배 B의 도움을 고백하는 것은 실익보다는 잠재적인 위험을 불러올 수 있으므로 이를 밝히지 않겠습니다.

▌문항 2 ▐

교수 C에게 해당 사실을 숨기고 논문을 작성하게 될 경우, 만약 대학생 A가 역량 부족을 노출하게 된다면 자신의 학문적 역량에 관한 신뢰성을 잃고, 향후 학문적 경력과 대인 관계에서 어려움을 겪게 될 수 있습니다.

먼저, 논문을 작성할 때 대학생 A는 그 논문의 논점이 제시된 맥락과 근거를 모두 풍부하게 제시할 수 있어야 합니다. 그런데 A가 과제를 작성할 때 선배 B의 조언에 의존했던 이유 중에는 A의 부족한 학습 역량 문제도 있었을 것으로 추측할 수 있습니다. 따라서 논문을 작성하면서 자신의 부족했던 역량이 노출하게 될 가능성이 있습니다. 그렇다면 A를 신뢰하고 공동

논문 작성을 제안했던 교수 C의 태도가 변할 수 있으며, 나아가 A는 해당 사건을 접한 다른 학우들과의 관계에 어려움을 겪을 수 있습니다. 특히, 누군가의 아이디어를 도용했다는 소문이 확산될 경우, 앞으로 그 누구도 A와 함께 연구하거나 활동하려 하지 않을 수 있습니다.

저는 이러한 문제들이 발생하는 근본적인 원인이 선배 B의 도움을 받았다는 사실을 교수 C에게 숨겼다는 데 있다고 생각합니다. 그러므로 이 문제를 해결하기 위해, 대학생 A는 먼저 교수 C에게 과제 제출 과정에서 선배 B의 도움을 받은 정도를 솔직히 고백해야 한다고 생각합니다. 이러한 정직한 접근은 교수와의 신뢰 관계를 유지하고 강화하는 데 도움이 될 것입니다. 또한, A는 자신의 학문적 역량을 강화하기 위해 추가적인 학습에 집중할 필요가 있습니다. 나아가 선배 B에게 공동 저자로 참여해 달라고 제안할 수도 있으며, 이는 학문적 정직성을 지키고 선배의 기여를 인정하는 방법이 될 수 있을 것입니다. 마지막으로 교수 C와 정기적으로 만나 연구 진행 상황을 논의하고 지속적인 피드백을 받는 것도 한 가지 방법이 될 것입니다. 이러한 방법을 통해 연구 과정에서 발생할 수 있는 잠재적 문제를 조기에 발견하고, 적절한 지도를 받으며 학문적 능력을 키울 수 있을 것이라고 생각합니다.

04 가능한 추가 질문

1. 표절과 참고는 어떻게 구분된다고 생각하는가?

2. 표절 금지 이외에 연구자로서 지켜야 할 윤리적 태도에는 무엇이 있는가?

3. 선배 B의 태도에도 문제가 있다고 생각하는가? 문제가 있다고 생각한다면 그 이유는 무엇인가?

4. 과제를 준비할 때 대학생 A의 태도에 문제가 있었다고 생각하는가? 문제가 있었다면 이를 밝히고, 해결 방안을 제시하시오.

1 줄글 제시문 (비의료 영역)

01 제시문 내용 확인

> **제시문**
>
> 아직 태어나지도 않은 미래 세대에 대하여 책임 의식을 갖고 의무를 다하고자 하는 모습은 인류애의 확장 가능성과 더불어 인간의 도덕성이 갖춘 숭고함을 보여 주는 듯하다. 그러나 이와 같은 미래 세대에 대한 책임과 의무는 현세대와 미래 세대의 관계에 대한 단순한 생각에 기초하고 있으며, 현세대에게는 크나큰 문제를 야기한다(주장).
>
> 지구상의 자원을 현세대가 과도하게 사용해서는 안 되는 이유 중 하나로 미래 세대가 그 피해를 감당해야 한다는 점을 들 수 있다. 이러한 이유에 전제된 중요한 논리 중 하나는 미래란 현재의 선택과 결정에 의해 달라질 수 있다는 것이다. 즉, 미래 세대가 감당하게 될 피해가 현세대의 선택에 달려 있으며, 따라서 미래 세대에게 주어질 자원 부족 현상을 가능한 한 미루어야 한다고 이해할 수 있다. 그런데 바로 그 논리에 의해 미래 세대가 입을 피해를 막기 위해 현세대가 주의해야 한다는 주장이 약화될 수도 있다. 만약, 우리가 자원을 아끼고 불편을 감수하는 삶을 산다면, 그러한 삶에서 우리가 현재 고려해야 하는 미래 세대는 태어나지도 않을 수 있기 때문이다. 미래 세대의 탄생은 어쩌면 우리가 지금 자원을 사용하면서 향유하는 삶의 결과일 수도 있다(근거 1).
>
> 나아가 무엇보다도 더 큰 문제는 미래 세대에 대한 의무가 현재의 불편을 감수하는 것을 넘어 부조리한 현실에 눈감게 만든다는 점이다(근거 2). 친환경 소비를 예로 들어보면, 친환경적 생산으로 인한 생산 비용 증가는 곧 상품의 가격을 상승시키고 선진국과 제3세계 간의 격차를 더욱 벌리는 데 기여하기도 한다. 다시 말해, 미래 세대에 대한 책임이 고스란히 현세대의 열악한 계층으로 전이될 뿐인 셈이다. 인간의 도덕적 고려 대상이 되는 존재가 미래 세대에만 그쳐서는 안 된다. 도덕적 행위의 대상을 제한적으로 고려하려 한다면, 그 대상을 비단 미래 세대로만 국한시켜야 할 이유가 없지 않은가.

* 출처: 유종열 외, 『경제』, 비상교육; 고형진 외, 『독서』, 비상교육; 이병인 외, 『세계사』, 비상교육 부분 발췌 및 재구성

02 문제 요구 사항 확인 & 개요 작성

| **문항 1** |

제시문을 주장과 근거의 형태로 요약하시오.

(1) 주장

미래 세대에 대해 책임과 의무를 다해야 한다는 입장은 비판 받을 수 있다.

(2) 근거

① 미래 세대의 존재 여부는 현세대의 선택에 의존

미래 세대의 존재 여부는 현세대의 의존 → 의존적인 존재성을 지님

➡ 현세대는 미래 세대를 존재하게 하는 근원이기에, 미래 세대에 대한 책임을 다할 필요가 없음

② 현세대에 해결해야 할 다른 문제들을 외면할 수 있음

미래 세대에 대한 책임 의식은 현세대의 문제들을 외면하게 함 (예 친환경적 소비)

➡ 미래 세대에 대해 책임을 지려는 태도는 부조리한 현실을 외면하게 하는 문제를 초래

| **문항 2** |

제시문의 근거 중 하나를 택하여 반박하시오.

(1) 근거 1 반박

- 근거 1: 미래 세대는 현세대에 의해 존재 → 미래 세대에 대해 책임을 다할 필요가 없음
- 포함된 논리: A가 B에 의해 존재하게 될 경우, B는 A에게 책임을 다할 필요가 없음
- 해당 논리를 부모와 자식의 관계에 적용할 경우, 받아들이기 어려운 결론으로 귀결됨

➡ 보편성을 결여한 논리 포함 → 제시문의 주장을 적절하게 지지하지 못함

(2) 근거 2 반박

- 근거 2: 미래 세대에 대한 책임 의식은 현세대의 문제를 외면하게 만듦
- 포함된 논리: 미래 세대에 대한 책임의 태도와 현세대의 문제에 관심을 기울이는 태도 중 하나만 선택 가능함을 전제
- 그러나 두 태도는 동시에 추구 가능함

예 지속 가능한 개발

➡ 이분법의 오류 범함 → 타당한 근거로 볼 수 없음

| 문항3 |

미래 세대에 대한 책임과 의무에 관해 자신의 의견을 자유롭게 말해 보시오.

(1) 의견
- 미래 세대에 대한 책임과 의무를 다해야 함
- 미래 세대에 대한 책임과 의무를 부정하는 답변은 감점 확률이 높음

(2) 근거
① 도덕의 측면에서, 미래 세대에 대한 책임 의식은 인간의 도덕적 의무에 부합
- 인간은 타인과 관련된 다양한 의무를 지님
- 미래 세대를 앞으로 존재할 타인으로 정의 → 타인의 범위는 미래 세대까지 확장 가능
➡ 미래 세대에 대한 존중과 배려는 인간의 도덕적 의무라는 점에서 중요
② 이익의 측면에서, 미래 세대에 대한 책임 의식은 인간의 존속과 번영을 가능케 함
현세대의 이익만 추구하는 태도는 인류의 존속을 위협함 (예 환경 문제)
➡ 인류의 존속을 위해서라도 미래 세대에 대한 책임 의식이 필요

03 예시 답안

| 문항1 |

제시문은 미래 세대에 대한 책임과 의무를 다해야 한다는 입장이 비판받을 수 있다고 주장합니다. 이에 대한 첫 번째 근거로, 미래 세대의 존재 여부가 현세대에 의존함을 제시합니다. 미래 세대는 현세대의 선택에 따라 존재 여부가 결정되는 의존적인 존재성을 가지고 있습니다. 따라서 미래 세대에 피해가 발생하는 결정을 하더라도 현세대는 미래 세대를 존재하게 하는 근원이기에 책임을 질 필요가 없다고 강조합니다. 두 번째 근거로, 현세대의 중요한 문제들이 외면될 수 있음을 제시합니다. 친환경적 소비가 빈부 격차 문제에 악영향을 끼친 사례를 통해 알 수 있듯이, 미래 세대에 대한 책임 의식은 현세대의 문제에 대한 관심을 떨어뜨릴 수 있습니다. 따라서 미래 세대에 대해 책임을 다해야 한다는 입장은 부조리한 현실을 무시하게 만든다는 점에서 문제가 있다고 지적합니다.

| 문항2 |

[근거 1을 반박하는 경우]

제시문은 현세대로 인해 미래 세대가 존재하게 된다는 점을 근거로, 미래 세대에 대해 책임과 의무를 다할 필요가 없다고 주장합니다. 그러나 이는 보편성이 결여된 논리를 포함하고 있다는 점에서 문제가 있습니다. 근거 안에 들어 있는 논리는 X가 Y에 의해 존재하게 될 경우, Y는 X에게 책임을 다하지 않아도

된다로 정리될 수 있습니다. 해당 논리를 부모와 자식의 관계에 적용해 보면, 자식은 부모에 의해 존재하게 되기에 부모는 자식에게 책임을 다하지 않아도 된다는 납득하기 어려운 주장으로 귀결됩니다. 따라서 미래 세대의 존재 여부가 현세대에 의존한다는 점은 미래 세대에 대한 책임과 의무를 다할 필요가 없다는 주장을 적절하게 지지하는 근거가 될 수 없다는 점에서 한계가 있습니다.

[근거 2를 반박하는 경우]

제시문은 미래 세대에 대해 책임을 다하는 태도가 문제가 있음을 주장하기 위해, 미래 세대에 대한 책임 의식이 현세대의 문제를 외면하게 만든다는 점을 근거로 제시합니다. 그러나 이는 이분법의 오류를 범하고 있다는 점에서 반박이 가능합니다. 해당 근거는 미래 세대를 위해 책임을 다하는 것과 현세대의 문제에 관심을 기울이는 것 중 하나만 선택할 수 있음을 전제합니다. 그러나 두 가지의 태도를 동시에 추구하는 것이 가능하기에 양자택일의 문제로 바라볼 필요가 없습니다. 이와 관련하여 현세대와 미래 세대의 이익을 균형적으로 추구하는 지속 가능한 개발을 예로 들 수 있습니다. 따라서 현세대의 문제를 외면하게 만든다는 점은 미래 세대에 대해 책임 의식을 갖는 것이 문제가 있다는 주장에 대한 타당한 근거가 될 수 없습니다.

| 문항3 |

저는 현세대가 미래 세대에 대한 책임과 의무를 다해야 한다고 생각합니다. 그 이유는 첫째, 미래 세대를 배려하고 존중하는 것은 인간의 도덕적 의무에 해당하기 때문입니다. 인간은 더불어 사는 삶을 살 수밖에 없기에 타인을 존중하고 배려해야 할 도덕적 의무가 있습니다. 미래 세대를 앞으로 존재할 타인들로 정의한다면, 타인의 범위는 미래 세대로까지 확장 가능합니다. 따라서 미래 세대에 대한 책임 의식을 다하는 것은 인간의 도덕적 의무에 부합한다고 생각합니다.

둘째, 인류의 존속과 번영을 위해서라도 미래 세대에 대한 책임의 태도를 견지할 필요가 있습니다. 미래 세대에 끼칠 영향을 고려하지 않은 채 현세대의 이익만을 중시하는 태도는 인류의 존속을 위협할 수 있습니다. 예를 들어, 환경 문제에 있어 현세대의 이익을 위해 환경 파괴 행위를 지속하다 보면 미래에는 인간이 생존하기 어려운 환경이 조성될 가능성이 높습니다. 따라서 인류의 존속이라는 이익을 위해서라도 미래 세대에 대한 책임을 다하는 태도가 필요하다고 생각합니다.

1. 아직 존재하지 않는 미래 세대가 도덕적 지위를 획득할 수 있는가? 있다면 혹은 없다면 그 이유는 무엇인가?

2. 미래 세대의 이익과 현세대의 이익이 충돌할 경우, 누구의 이익을 더 중시할 것인가?

3. 미래 세대에 대한 윤리적 책임 논리는 다른 생명체(예컨대 동식물)에 대한 윤리적 책임으로 확장될 수 있는가?

4. 미래 세대에 대한 책임이 있다면, 현세대의 문제와 관련하여 과거 세대에게도 책임을 물을 수 있는가?

2 도표 제시문 (비의료 영역)

01 제시문 내용 확인

자료 1

퍼트넘(R. Putnam)은 협력을 통한 정치 참여와 효율을 증대시키는 사회 구성원 간의 신뢰와 네트워크를 사회적 자본(social capital)이라고 명명(사회적 자본의 정의)하였다. 이때 사회적 자본의 구성 요소인 사회 구성원 간의 신뢰는 가족이나 친구 등 지인에 대한 특정화된 신뢰와 낯선 이에 대한 일반화된 신뢰로 세분되며, 사회 구성원 간의 네트워크는 동질적 속성을 지닌 개인들 간의 결속형 네트워크와 공공선을 지향하고 포용적인 성격을 띠는 연결형 네트워크로 세분된다(사회적 자본의 구성 요소). 아래 자료는 A, B, C 세 국가의 사회적 자본 수준을 나타낸 설문 조사 결과다. 각국의 응답자들은 (1), (2)에 대해서는 '해당 모임에 가입한 개수'를, (3), (4)에 대해서는 '신뢰한다(1점) / 신뢰하지 않는다(0점)'을 답하였다.

[국가별 사회적 자본 수준 응답 결과]

	A국	B국	C국
(1) 동질적 모임 가입	2.6개	1.4개	3.6개
(2) 공익적 모임 가입	2.5개	3.1개	1.2개
(3) 지인에 대한 신뢰	0.86점	0.61점	0.91점
(4) 낯선 이에 대한 신뢰	0.83점	0.88점	0.45점

* 표 안의 값은 응답자들의 평균값이다.

자료 2 국가별 SNS 활용 목적에 대한 설문 응답

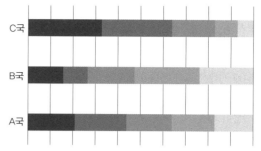

■ 취미·여가 ■ 교제 및 사교용 ■ 개인 관심사 공유
■ 사회 현안 문제 의견 표현 및 공유 □ 전문 정보와 지식 공유

* 출처
• 정창우 외, 『생활과 윤리』, 미래엔; 구정화 외, 『사회·문화』, 천재교육 부분 발췌 및 재구성

02 문제 요구 사항 확인 & 개요 작성

문항 1

[자료 1]에 나타난 세 국가의 특징을 비교하시오.

(1) 1차 해석
• A국: 응답 결과 간 큰 차이 없음
• B국: 공익 > 동질 - 약 2배 이상
  낯선 이 > 지인 - 약 0.3점 높음
• C국: 공익 < 동질 - 3배 많음
  낯선 이 < 지인 - 약 2배 이상

(2) 2차 해석 및 비교
① 비교 기준: 사회적 자본의 발달 양상
② 지표와 사회적 자본의 구성 요소 연결
• 동질적 모임 가입 / 공익적 모임 가입 - 결속형 네트워크 / 연결형 네트워크
• 지인에 대한 신뢰 / 낯선 이에 대한 신뢰 - 특정화된 신뢰 / 일반화된 신뢰
③ 2차 해석
• A국: 사회적 자본이 고르게 발달 → 균형적인 사회
• B국: 연결형 네트워크, 일반화된 신뢰 중심 발달 → 외부 지향적, 포용적
• C국: 결속형 네트워크, 특정화된 신뢰 중심 발달 → 내부 지향적, 결속력 높음

| 문항 2 |

[자료 2]를 참고하여 앞서 비교한 세 국가의 특징이 나타난 원인을 설명하시오.

(1) 1차 해석
- A국: SNS 활용 목적이 고르게 분포됨
- B국: 사회 현안 문제에 대한 의견 표현 및 공유, 전문 정보와 지식 공유가 전체의 50% 이상
- C국: 취미나 여가, 교제 및 사교용, 개인 관심사 공유가 전체 80% 이상

(2) 2차 해석(원인 추론)
- A국: 다양한 분야에 대해 교류 → 사회적 자본 고르게 발달
- B국: 공적 관심사를 중심으로 교류 → 연결형, 일반화된 신뢰 중심 발달
- C국: 사적 관심사를 중심으로 교류 → 결속형, 특정화된 신뢰 중심 발달

03 예시 답안

| 문항 1 |

[자료 해석 중심 답안]

[자료 1]은 국가별 사회적 자본 수준과 관련된 응답 결과를 보여 주고 있습니다. A국은 가입한 동질적 모임의 개수와 공익적 모임의 개수가 각각 2.6개와 2.5개로 유사하며, 지인에 대한 신뢰 점수와 낯선 이에 대한 신뢰 점수가 각각 0.86점과 0.83점으로 큰 차이를 보이지 않습니다. 이와 달리 B국은 가입한 공익적 모임의 개수가 동질적 모임의 개수보다 약 2배 이상 많으며, 낯선 이에 대한 신뢰 점수가 지인에 대한 신뢰 점수보다 약 0.3점 높습니다. 한편, C국은 가입한 동질적 모임의 개수가 공익적 모임의 개수보다 3배 많으며, 지인에 대한 신뢰 점수가 낯선 이에 대한 신뢰 점수보다 약 2배 이상 높습니다. 자료에 나타난 지표를 사회적 자본을 구성하는 요소와 연결하면, 동질적 모임 가입과 공익적 모임 가입은 각각 결속형 네트워크와 연결형 네트워크에 대응되며, 지인에 대한 신뢰와 낯선 이에 대한 신뢰는 각각 특정화된 신뢰와 일반화된 신뢰에 대응된다고 볼 수 있습니다. 이를 고려할 때 세 국가는 사회적 자본의 양상에서 차이를 보인다고 할 수 있습니다. A국은 사회적 자본이 특정 요소에 치우침 없이 고르게 발달한 양상을 보입니다. 반면, B국은 사회적 자본이 연결형 네트워크와 일반화된 신뢰를 중심으로 발달한 양상을 보입니다. 마지막으로 C국은 B국과 반대로 사회적 자본이 결속형 네트워크와 특정화된 신뢰를 중심으로 발달한 양상을 보입니다.

[자료 비교 중심 답안]

[자료 1]은 국가별 사회적 자본 수준과 관련된 응답 결과를 보여 주고 있습니다. 이때 자료의 지표인 동질적 모임 가입과 공익적 모임 가입은 각각 결속형 네트워크와 연결형 네트워크에,

지인에 대한 신뢰와 낯선 이에 대한 신뢰는 특정화된 신뢰와 일반화된 신뢰에 대응된다고 할 수 있습니다. 이를 고려할 때 세 국가는 사회적 자본의 발달 양상에 있어 차이를 보입니다. 먼저, A국은 사회적 자본이 특정 요소에 치중되지 않고 고르게 발달한 양상을 보입니다. A국은 가입한 동질적 모임과 공익적 모임의 개수가 각각 2.6개와 2.5개로 비슷하며, 지인과 낯선 이에 대한 신뢰 점수 역시 각각 0.86점과 0.83점으로 비슷합니다. 이를 통해 A국은 사회적 자본을 구성하는 요소들이 고르게 발달한 균형적인 사회임을 알 수 있습니다. 이와 달리 B국은 사회적 자본이 연결형 네트워크와 일반화된 신뢰에 치중된 양상을 보입니다. B국은 가입한 공익적 모임의 개수가 동질적 모임의 개수보다 약 2배 이상 많으며, 낯선 이에 대한 신뢰 점수가 지인에 대한 신뢰 점수보다 약 0.3점 높게 나타나고 있습니다. 이를 통해 B국은 연결형 네트워크와 일반화된 신뢰를 중심으로 사회적 자본이 발달해 외부 지향적이고 포용적인 사회임을 알 수 있습니다. 한편, C국은 사회적 자본이 결속형 네트워크와 특정화된 신뢰에 치중된 양상을 보입니다. C국은 가입한 동질적 모임의 개수가 공익적 모임의 개수보다 3배 많으며, 지인에 대한 신뢰 점수가 낯선 이에 대한 신뢰 점수보다 약 2배 높습니다. 이를 통해 C국은 B국과 반대로 결속형 네트워크와 특정화된 신뢰를 중심으로 사회적 자본이 발달해 내부 지향적이고 결속력이 강한 사회임을 알 수 있습니다.

| 문항 2 |

[자료 2]는 국가별 SNS 활용 목적에 대한 응답 결과를 보여 줍니다. 이를 바탕으로 앞서 언급한 사회적 자본의 발달 양상이 국가별로 다르게 나타나는 원인을 추론해 볼 수 있습니다. 먼저, A국에서 사회적 자본의 발달 양상이 고르게 나타나는 원인은 해당 국가의 국민들이 다양한 분야에 대해 교류하고 있기 때문입니다. [자료 2]에 따르면 A국은 SNS의 활용 목적이 고르게 나타나고 있습니다. 이는 해당 국가의 국민들이 SNS를 통해 다양한 분야에 대해 소통하고 있음을 의미합니다. 따라서 A국 국민들이 특정 분야에 치우치지 않고 교류함에 따라 사회적 자본 역시 균형적으로 발달한 것이라고 설명할 수 있습니다. 다음으로 B국에서 사회적 자본의 발달이 연결형 네트워크와 일반화된 신뢰에 치중된 원인은 B국의 국민들이 공적인 관심사를 중심으로 교류하고 있기 때문입니다. [자료 2]에 따르면 B국은 SNS의 활용 목적에 있어서 사회 현안 문제에 대한 의견 표현 및 공유, 전문 정보와 지식 공유가 전체의 50% 이상을 차지하고 있습니다. 이를 통해 B국의 국민들이 주로 공적인 관심사와 관련해 소통하고 있음을 알 수 있습니다. 따라서 B국 국민들이 공적 분야를 중심으로 교류함에 따라 사회적 자본이 외부 지향적이고 포용적인 방향으로 발달한 것이라고 설명할 수 있습니다. 마지막으로 C국에서 사회적 자본의 발달이 결속형 네트워크와 특정화된 신뢰에 치중된 원인은 C국의 국민들이 사적인 관심

사를 중심으로 교류하고 있기 때문입니다. [자료 2]에 따르면 C국은 SNS의 활용 목적에 있어 취미나 여가, 교제 및 사교용, 개인 관심사 공유가 전체 80% 이상을 차지하고 있습니다. 이를 통해 C국의 국민들이 주로 사적인 관심사에 대해 소통하고 있음을 알 수 있습니다. 따라서 C국의 국민들이 사적인 분야를 중심으로 교류함에 따라 사회적 자본이 내부 지향적이고 높은 결속력을 띠는 방향으로 발달한 것이라고 설명할 수 있습니다.

04 가능한 추가 질문

1. 동질적 집단과 이질적 집단 중 어느 집단의 발전 가능성이 더 크다고 생각하는가? 그 이유는 무엇인가?

2. 동질적인 집단에서 발생할 수 있는 문제는 무엇이라고 생각하는가?

3. 사회적 자본이 의료 분야에 미칠 수 있는 영향에 대해 추론하시오.

4. 한국 사회의 사회적 자본 수준에 대해 본인의 견해를 자유롭게 말해 보시오.

3 문제 해결 및 상황 판단 (의료 영역)

01 제시문 내용 확인

제시문

학생 A는 ○○의대 소속 본과 3학년이다(주체 1). 휴일날 집에서 요리를 하던 A는 칼에 손을 크게 베어 치료를 위해 ○○대학 병원의 응급실을 찾아갔다. 치료를 받기 위해 기다리던 학생 A에게 찾아온 담당 의사는 학생 A의 선배인 의사 B(주체 2)였고, 평소 친한 사이였던 학생 A에게 의사 B는 별다른 말 없이 '알아서 치료하고 가라'는 말만 남기고 사라졌다(문제 상황).

* 출처: 제시문 자체 제작

02 문제 요구 사항 확인 & 개요 작성

| 문항 1 |

현재 상황에서 발생한 문제를 요약하시오.

(1) 주어진 상황

친한 의대 선후배 관계인 의사 B가 학생 A에게 알아서 치료할 것을 지시함

(2) 문제 상황

- 의사는 표준적인 절차에 따라 환자를 진단하고 치료해야 하는 의무를 가짐
- 적절한 절차에 따라 환자를 진료해야 하는 의사의 의무에 위배되는 문제가 발생
- ➡ 평소 친한 선후배 관계라는 이유로 환자인 학생 A가 스스로 치료하도록 방치하면 안 됨

| 문항 2 |

당신이 만약 학생 A라면, 선배인 의사 B에게 어떻게 대응하겠는가? 면접관이 의사 B라고 가정하고 말해 보시오.

(1) 소통 방향

- 선배인 의사 B가 진단과 치료에 개입할 수 있도록 유도
- 학생 A는 환자로서 의사에게 진료받을 권리를 가짐, 정식 의사가 아닌 의대생으로 치료에 대한 전문적인 지식이 떨어짐 → B에게 진료 요구하는 것이 이상적인 방향임
- 하지만 A와 B는 의대 선후배 관계 → B에게 표준적인 절차를 준수하며 진료하도록 요구하는 것이 어려움
- ➡ 상처와 관련된 질문을 통해 B가 진단과 치료를 할 수 있도록 요구하는 것이 현실적임

(2) 소통 내용

- A에 대한 진단과 치료 방법에 대한 내용으로 질문을 구성
- 의대생으로 치료에 대한 전문적인 지식이 부족하다는 점을 언급해서 질문하면 효과적임
- 예 상처 부위가 깊을까요? 어떻게 치료하는 게 적절할까요? 봉합이 필요할까요? 아니면 지혈하고 약만 발라도 괜찮을까요? 제가 아직 잘 몰라서 그러는데 상처를 보면서 치료 방법에 대해 설명해 주실 수 있을까요?

| 문항 3 |

당신이 만약 의사 B라면, 후배인 학생 A에게 어떻게 대처하겠는가? 면접관이 학생 A라고 가정하고 말해 보시오.

(1) 소통 방향

- 환자인 학생 A에게 적절한 진단과 치료를 직접 시행
- A는 현재 손을 다쳐 응급실에 내원한 환자
- A는 의대생이긴 하지만 정식 의사는 아니기에 치료에 대한 전문적인 지식이 부족

➡ 잘못된 치료 방법으로 A에게 발생할 수 있는 피해를 예방하고, 의사의 의무를 지키기 위해 A를 직접 진단하고 치료하는 것이 필요

(2) 소통 내용

환자인 학생 A의 진단과 치료에 관한 내용으로 내용을 구성
예 어떻게 하다 손을 베이게 된 거니? 다른 증상은 없니? (베인 상처가 깊지 않다고 가정한 경우) 상처 부위가 깊지 않아서 소독하고 지혈하면 괜찮을 것 같아. 치료와 관련해서 궁금한 것은 없니?

03 예시 답안

문항 1

주어진 상황에서 선배인 의사 B는 손을 다쳐 응급실에 온 학생 A에게 알아서 치료하고 갈 것을 지시하고 있습니다. 제시문에서는 의사인 B가 환자에게 적절한 진단과 치료를 시행하지 않아 문제가 발생했다고 볼 수 있습니다. 의사는 환자와 평소 어떤 관계를 맺고 있든지 간에 표준 절차를 준수해 진단과 치료를 시행할 의무가 있습니다. 그러나 B는 A와 평소 친한 의대 선후배 관계를 맺고 있다는 점을 이유로 환자를 방치하고 있습니다. 이는 의사로서 환자의 진단과 치료에 대한 의무를 지키지 않았다는 점에서 문제가 있습니다.

문항 2

제가 학생 A라면 상처와 관련된 질문을 통해 의사 B가 적절한 진단과 치료를 시행하도록 유도할 것입니다. 현재 A는 손을 다쳐 응급실에 온 환자입니다. 따라서 환자로서 의사에게 진료를 받을 권리를 가지고 있습니다. 더불어 A는 의대 본과 3학년이기는 하지만 정식 의사는 아니기에 치료에 대한 전문적인 지식이 부족할 수 있습니다. 이를 고려할 때, 이상적인 해결 방법은 선배인 의사 B에게 진단과 치료를 요구하는 것입니다. 그러나 의사 B와 의대 선후배 관계를 맺고 있으므로 현실적으로는 B에게 진단과 치료에 대한 표준적인 절차를 준수할 것을 요구하는 것은 어려울 수 있습니다. 따라서 현재 상태나 치료 방법에 대한 질문을 통해 B가 자연스레 진단 및 치료에 개입할 수 있도록 유도할 것입니다. 그리고 B에게 다음과 같이 말할 것입니다.

"선배님, 제 상처 부위가 깊을까요? 봉합할 필요가 있을까요? 아니면 지혈하고 약만 발라도 괜찮을까요? 제가 잘 몰라서 그러는데 베인 상처를 치료할 때 중요하게 고려해야 할 요소들을 상처를 보면서 알려주실 수 있을까요?"

이런 말을 통해 저는 선배인 의사 B가 의사로서 진단과 치료의 의무를 지킬 수 있도록 할 것이며, 환자로서 의사에게 진료받을 권리도 보장받을 것입니다.

문항 3

제가 의사 B라면 적절한 절차에 따라 환자인 학생 A를 진단하고 치료할 것입니다. 현재 A는 손을 다쳐 응급실에 내원한 환자로, 의대 본과 3학년에 재학 중이기는 하나 정식 의사는 아니기에 치료에 관한 전문적인 지식을 갖추고 있다고 보기 어렵습니다. 이를 고려할 때, A가 자신의 상처를 스스로 치료하도록 하는 것은 환자의 치료에 관한 의사의 의무에 위배될 뿐만 아니라 잘못된 치료 방법으로 인해 A에게 피해가 발생할 수 있다는 점에서 문제가 있습니다. 따라서 저는 A의 상처를 직접 확인한 후 진단하고 치료할 것입니다. 그리고 A에게 다음과 같이 말할 것입니다.

"어떻게 하다가 손을 베이게 된 거니? 손을 베여서 아픈 거 말고 다른 증상은 없니? 상처 부위가 깊지 않아서 소독하고 지혈하면 괜찮을 것 같아. 조금만 기다리면 치료해 줄게. 치료와 관련해서 궁금한 내용은 없니?"

이런 말을 통해 의사로서 환자인 학생 A의 상황에 적합한 치료를 시행해 환자의 이익을 보장할 것입니다.

04 가능한 추가 질문

1. 위와 같은 상황에서 의사 B의 태도에 대해 어떻게 생각하는가?

2. 의학을 배우는 학생의 관점에서 의사가 견지해야 하는 태도는 무엇이라고 생각하는가?

3. 의대 선후배 관계에서 기본적으로 지켜야 하는 예의에는 무엇이 있다고 생각하는가?

05 관련된 읽기 자료

더 읽어보기

[면허 의료 행위 관련 의무에 대하여]
의료인 등은 '국민 보건 향상을 이루고 국민의 건강한 생활 확보에 이바지할 사명'을 가지며, '의료의 질을 높이고 의료 관련 감염을 예방하며 의료 기술을 발전시키는 등 환자에게 최선의 의료 서비스를 제공하기 위하여 노력'하여야 한다. 이러한 조항들은 의료인으로서 직업적 사명 또는 의료 윤리에 관한 내용이다. 하지만 벌칙 조항이 없다는 점에서 선언적 의미만을 갖는다. 이와 같이 선언적 의미만을 갖는 조항들은 한데 묶어 의료법의 경량화를 꾀할 필요가 있어 보인다.

가. 비의료인의 의료 행위 금지

의료 행위는 의학적 전문 지식을 갖춘 의료인이 아닌 사람이 할 경우 보건 위생상 위해가 발생할 위험을 내포하고 있다. 이 때문에 의료법은 비의료인에 의한 의료 행위를 엄격히 금지하고 있다. 의료인이 아닌 사람이 의료 행위를 할 경우 5년 이하의 징역이나 5천만 원 이하의 벌금에 처해질 수 있다. 나아가 의사·치과 의사·한의사가 아닌 사람이 영리를 목적으로 의료 행위 등을 업(業)으로 할 경우에는 무기 또는 2년 이상의 징역, 100만 원 이상 1천만 원 이하의 벌금이 병과되는 것과 같이 가중 처벌된다(보건 범죄 단속에 관한 특별 조치법 제5조).

다만, 무면허 의료 행위 금지에도 불구하고 ① 외국의 의료인 면허를 가진 자로서 일정 기간 국내에 체류하는 자, ② 의과 대학, 치과 대학, 한의과 대학, 의학 전문 대학원, 치의학 전문 대학원, 한의학 전문 대학원, 종합 병원 또는 외국 의료 원조 기관의 의료 봉사 또는 연구 및 시범 사업을 위하여 의료 행위를 하는 자, ③ 의학·치과 의학·한방의학 또는 간호학을 전공하는 학교의 학생은 보건 복지부령으로 정하는 범위에서 의료 행위를 할 수 있다. 또한, ④ 간호조무사는 간호사를 보조하여 간호사의 업무 일부를 수행할 수 있고, 의원급 의료 기관에 한하여 진료의 보조 업무를 수행할 수 있다(의료법 제80조의 2). ⑤ 의료유사업자(접골사, 침사, 구사)는 해당 시술소에서 시술을 업으로 할 수 있고(제81조), ⑥ 안마사는 안마 업무를 수행할 수 있다(제82조).

나. 의료인의 면허 범위 외 의료 행위 금지

의료인이라 하더라도 본인이 취득한 면허의 범위를 벗어나 의료 행위를 하는 경우에는 무면허 의료 행위와 동일하게 5년 이하의 징역이나 5천만 원 이하의 벌금에 처해질 수 있다. 또한, 해당 의료인은 자격 정지 처분을 받을 수 있다.

의료법은 의료인의 종별에 따른 '임무'만을 규정할 뿐 구체적인 '업무 범위'에 대해서는 규정하고 있지 않다. 이에 의료인 간 업무 범위에 관한 갈등이 발생할 경우 각 사안별로 법원의 판단을 받아야 하는 실정이다. 이 영역에서는 ① 의사·치과 의사·한의사 간의 업무 범위에 관한 갈등(주로 현대 의료 기기 사용), ② 의사 등의 지도·감독 없이 이루어지는 간호사, 간호조무사 또는 의료 기사 등 의료 보조 인력에 의한 의료 행위가 무면허 의료 행위에 해당하는지 여부, ③ 피부 미용사, 안경사 등이 의료 기기를 사용하는 행위가 무면허 의료 행위에 해당하는지 여부, ④ 의사가 아닌 사람에 의한 문신 행위가 무면허 의료 행위에 해당하는지 여부 등이 문제된다.

KMA 의료 정책 연구소, 『의사의 권리와 의무에 관한 연구: 의료법 편』

4 윤리적 딜레마 (의료 영역)

01 제시문 내용 확인

제시문

당신은 혈액 종양 내과 전문의(주체 1)로, 현재 급성 골수성 백혈병(AML)에 걸린 16세 환자 A를 담당하고 있다. 해당 환자는 FLT3 돌연변이 검출로 인해 동종 이식이 필요하여 3개월 전 제대혈 이식 수술을 받았다. 그러나 얼마 지나지 않아 병이 재발하였고, 전반적인 상태가 좋지 않다. 현재 증상은 급속도로 악화되었으며, 임상 부서는 회의를 열고 환자 및 가족과 함께 임종을 준비하기 위해 무엇을 해야 할지 논의하기로 하였다(환자 정보). 그런데 당일 점심시간에 환자 아버지가 주치의와 이야기를 나누고 싶다고 상담을 요청해 왔다. 인턴(주체 2)이 당신에게 상담 내용을 전달하기 위해 환자 아버지와 이야기를 나누었는데, 그 대화 내용은 다음과 같다.

인턴: A가 잘 싸워주고 있지만, 상황이 많이 안 좋습니다.
환자 아버지: A에게 상황이 안 좋다는 말은 하지 말아 주세요. 재발한 이후로 또다시 절망하는 모습을 보기 힘듭니다(보호자의 요구 1).
인턴: 정말 힘드시겠어요. 하지만 상황이……
환자 아버지: 더 이상 다른 치료 방법은 없는 걸까요? 찾아보니까 고용량 비타민C 요법이라는 게 있던데, 그건 시도해 보기 어렵나요(보호자의 요구 2)? 제발 끝까지 놓지 말아 주세요. 저는 A 없으면 못 살아요.
인턴: 일단 주치의 선생님께 전달해 보겠습니다.

* 고용량 비타민C 요법의 치료 효과에 관한 논쟁은 의료계 내에서 진행 중인데, 해당 치료 과정에서 과다 복용된 비타민C는 소변으로 배출되고 그 비용은 낮은 편에 속한다.

* 출처: 제시문 자체 제작

02 문제 요구 사항 확인 & 개요 작성

| 문항 1 |

본인이 주치의라면 고용량 비타민C 요법 시도를 요청한 환자 아버지에게 어떻게 대답할 것인가? 그 이유는 무엇인가?

(1) 대응 방향

보호자의 고용량 비타민C 요법 시도 요청을 수락

(2) 근거

① 환자의 이익

- 선행의 원칙에 근거해 환자에게 최선의 이익이 되는 것을 추구해야 함
- 고용량 비타민C 요법 부작용이 없으며 백혈병 치료에 긍정적으로 기여한 사례로 보고됨
- ➡ 환자의 이익을 위해 보호자의 요구를 수락해야 함

② 자율성 존중

- 자율성 존중의 원칙에 근거해 환자나 대리인의 의사를 존중할 필요가 있음
- 환자 아버지는 환자의 대리인으로서 해당 요법 시행을 요청
- ➡ 환자 대리인의 의사를 존중해 요법 시도 요청을 수락해야 함

③ 치료 비용

보호자가 요구한 요법을 시행하는데 큰 비용이 들지 않음 → 경제적 상황 악화 가능성 낮음

- ➡ 보호자의 요구를 거절할 이유가 없음

| 문항 2 |

현재 상태를 환자 본인에게 직접 전달해야 한다고 생각하는가? 전달해야 한다면 혹은 전달하지 않아야 한다면 그 이유는 무엇인가?

(1) 전달해야 한다

① 윤리적 차원에서 환자의 자율성 존중 필요

- 법적으로 현재 환자는 미성년자이기에 치료에 관한 자기 결정권이 보장되지 않음
- 그러나 환자의 연령과 의사 결정 능력을 고려할 때 윤리적으로 자율성을 존중할 필요가 있음
- ➡ 환자의 자율성 존중을 위해 현재 상태에 대한 내용을 전달할 필요가 있음

② 죽음을 준비할 기회 제공

- 현재 환자는 임종을 논할 정도로 상황이 좋지 않음
- 현 상태에 대해 전달해 준다면 죽음 준비 가능
- 죽음을 준비하게 도와주는 행위는 환자의 존엄성을 존중하는 방식임
- 죽음을 준비하는 시간은 환자의 남은 삶의 질을 높여 줄 것으로 예상됨
- ➡ 죽음을 준비할 시간을 주기 위해 환자의 현 상태를 전달할 필요가 있음

(2) 전달하지 않아도 된다

① 환자의 심리적 고통 유발 방지

- 현재 환자는 병의 재발로 이미 정신적으로 고통을 겪고 있음
- 이런 상황에서 현 상태에 대해 알게 된다면 정신적으로 더욱 고통받을 가능성이 높음

- ➡ 환자의 정서적 안정을 도모하기 위해 현 상태와 관련된 내용 전달할 필요가 없음

② 환자 아버지의 의사 결정 존중

- 미성년자인 환자 → 대리인인 환자 아버지가 치료에 관한 결정권을 가짐
- 환자 아버지 → 환자에게 현 상태에 대한 내용 전달하지 않을 것을 요구
- 자율성 원칙에 근거할 때 의사는 대리인의 의사를 존중할 필요가 있음
- ➡ 환자 아버지의 의사를 존중하기 위해 현 상태에 대한 내용을 전달할 필요가 없음

| 문항 3 |

본인이 인턴이라면 추후 환자 아버지와 어떻게 소통하겠는가? 그 이유를 설명하시오.

(1) 인턴의 역할

환자의 치료 계획 수립하는 것이 아닌 주치의의 지시를 이행하는 것

- ➡ 환자와 대면하여 소통할 기회가 많음

(2) 대응 방안

① 환자 아버지의 불안정한 심리 상태 이해

- 환자의 입장 고려하지 않으면 불필요한 갈등 초래할 수 있고, 갈등은 환자의 치료 방해할 수 있음
- 구체적 방안: 환자의 입장을 고려한 어휘 선택, 이성적 대응, 환자의 안녕을 위해 의료진이 노력하고 있다는 점 전달

② 환자 아버지의 질문에 적극적으로 대답

- 자율성 존중과 보호자와 의사 간 신뢰 유지를 위해 중요
- 구체적 방안: 환자의 질문 의도를 정확하게 파악, 환자의 치료 계획을 정확하게 숙지하여 질문에 대답

03 예시 답안

| 문항 1 |

제가 주치의라면 보호자의 고용량 비타민C 요법 시행 요청을 수락할 것입니다. 다양한 이유를 통해 해당 요청을 받아들이는 것이 정당화될 수 있기 때문입니다. 먼저, 환자의 이익 차원에서 해당 요법의 시행이 정당화될 수 있습니다. 의사는 선행의 원칙에 따라 환자에게 최선의 이익이 되는 것을 추구해야 합니다. 현재 환자는 급성 골수성 백혈병의 재발로 상태가 좋지 않고, 보호자가 요구한 고용량 비타민C 요법은 환자의 병과 관련하여 큰 부작용을 초래하지 않습니다. 더불어 인과성이 확실히 증명되지는 않았지만, 해당 요법이 백혈병 치료에 긍정적으로 기여한 사례가 보고되고 있습니다. 따라서 환자의 이익을 고려할 때 보호자의 요청을 수락하여 고용량 비타민C 요법을 시행하는 것이 적절하다고 생각합니다.

또한, 자율성 존중의 차원에서 보호자의 의사는 존중될 필요가 있습니다. 의사는 자율성 존중의 원칙에 따라 치료와 관련된 환자의 의사 결정을 존중해야 합니다. 또한, 환자가 미성년자일 경우 환자 대리인의 의사를 확인해 존중할 필요가 있습니다. 현재 환자 아버지는 환자의 대리인으로서 고용량 비타민C 요법 시행을 요청하고 있으므로 의사는 환자 대리인의 의사를 존중해 그 요청을 수락할 필요가 있다고 생각합니다.

이밖에도 치료 비용을 고려할 때, 보호자의 요구를 거절할 이유가 없다고 생각합니다. 현재 보호자가 요구한 고용량 비타민C 요법은 큰 비용이 드는 치료가 아니기에 환자 가족에게 경제적으로 부담을 안겨주지 않을 것으로 예상됩니다. 따라서 환자의 경제적 상황이라는 기타 요소를 고려하더라도 해당 요청을 거절할 이유가 존재하지 않습니다. 이처럼 환자의 이익, 환자 대리인인 보호사의 의사, 치료비 등을 고려할 때 주치의는 보호자의 요청을 수락해 고용량 비타민C 요법을 시행하는 것이 적절하다고 생각합니다.

문항 2

[전달해야 한다고 선택한 경우]

현재 상태를 환자에게 직접 전달해야 한다고 생각합니다. 윤리적 차원에서 환자의 자율성을 존중할 필요가 있기 때문입니다. 법적으로 미성년자는 치료와 관련된 결정을 내릴 수 있는 자기 결정권이 보장되지 않으므로 의사는 현재 미성년자인 환자에게 질병에 관한 정보를 제공해야 하는 법적 의무를 갖고 있지 않습니다. 그러나 현재 환자가 상황에 대한 인지와 판단이 가능한 16세로 의사 능력과 관련된 문제를 갖고 있지 않다는 점을 고려할 때, 의사는 윤리적 차원에서 환자의 자율성을 존중해 줄 필요가 있다고 생각합니다. 따라서 환자의 자율성을 존중하기 위해 현 상태에 대한 정보를 전달해야 한다고 생각합니다.

또한, 죽음을 준비할 기회를 제공하기 위해서라도 환자에게 현 상태를 전달할 필요가 있다고 생각합니다. 현재 환자의 증세는 임종을 논할 만큼 악화된 상황입니다. 이런 상황을 환자에게 전달한다면 환자는 자신의 죽음을 수용하고 준비할 시간을 가질 수 있습니다. 환자에게 죽음을 준비할 시간을 마련해 주는 것은 한 인간으로서 환자가 지닌 존엄성을 존중하는 방식이라고 생각합니다. 또한, 죽음을 준비하는 시간은 환자의 남은 삶의 질을 높여 줄 것이라고 생각합니다. 따라서 죽음을 준비할 수 있도록 환자에게 현 상태에 대한 정보를 전달해야 한다고 생각합니다.

[전달하지 않아도 된다고 선택한 경우]

현 상태를 환자에게 직접 전달하지 않아도 된다고 생각합니다. 환자가 현 상태에 대해서 알게 될 경우 정신적으로 고통받을 수 있기 때문입니다. 환자는 급성 골수성 백혈병으로 인해 제대혈 이식 수술까지 받았으나, 병이 재발하여 임종을 논할 정도로 증세가 악화된 상황입니다. 증세가 심각하다는 사실은 이미 병의 재발로 절망감을 느끼고 있는 환자에게 정신적으로 큰 충격을 안겨 줄 것입니다. 따라서 환자의 정신적 안정을 도모하기 위해서 현 상태를 전달하지 않아도 된다고 생각합니다.

또한, 환자 아버지의 요청을 고려할 때 환자에게 현 상태에 대해 전달하지 않아도 된다고 생각합니다. 현재 환자 아버지는 미성년자인 환자의 대리인으로서 치료에 관한 의사 결정 권한을 갖고 있으며, 환자에게 현 상태를 전달하지 않을 것을 요구하고 있습니다. 자율성 원칙에 따라 의사는 환자 대리인의 의사를 존중할 필요가 있습니다. 따라서 환자 아버지의 의사를 존중하기 위해서 환자에게 현 상태에 대한 내용을 전달하지 않아도 된다고 생각합니다.

문항 3

인턴은 주치의와 달리 환자의 치료 계획을 주도적으로 수립하지는 않지만, 주치의의 지시를 이행하는 역할을 하기에 환자와 직접 대면하고 소통하게 되는 경우가 많습니다. 인턴으로서 저는 크게 두 가지의 사항들을 고려하면서 환자 아버지와 소통해 나갈 것입니다.

먼저, 환자 아버지가 겪고 있는 정서적 고통을 이해할 것입니다. 현재 환자 아버지는 치료가 어려울 정도로 심각한 상황에 놓인 환자로 인해 정서적으로 어려움을 겪고 있습니다. 이를 고려하지 않은 채 환자 아버지와 소통한다면 불필요한 갈등이 발생할 수 있으며, 이러한 갈등은 환자의 치료가 원활히 진행되는 것을 방해할 수 있습니다. 따라서 환자 아버지의 입장을 이해하고 공감하면서 소통을 진행할 것입니다. 구체적으로 소통 과정에서 환자 아버지를 자극할 수 있는 어휘 사용을 지양하고, 환자 아버지가 감정적으로 반응하더라도 인내심을 갖고 이성적으로 대처할 것입니다. 또한, 환자의 안녕을 위해 의료진이 노력하고 있다는 점을 전달할 것입니다.

다음으로 환자 아버지의 질문에 적극적으로 대답하는 태도를 지닐 것입니다. 환자의 상황이 좋지 않음을 고려할 때, 환자 아버지는 보호자로서 다양한 질문을 던질 가능성이 있습니다. 보호자의 질문에 대답하는 것은 대리인의 자율성 존중의 측면에서 중요할 뿐만 아니라, 의사와 보호자 간의 신뢰 유지를 위해서도 중요합니다. 따라서 환자 아버지의 질문에 대해 적극적으로 대답하는 태도를 견지하며 소통을 진행할 것입니다. 구체적으로 환자 아버지의 질문이 정돈되어 있지 않다고 하더라도 추가 질문을 통해 질문의 의도나 내용을 정확하게 파악하고자 노력할 것입니다. 또한, 주치의가 수립한 치료 계획의 내용을 정확하게 숙지하여 환자 아버지의 질문에 적절한 대답을 제공하고자 노력할 것입니다.

1. 주어진 상황에서 환자의 경제 상황이 어렵고 고용량 비타민C 요법 비용이 높다고 가정할 때, 보호자의 요구를 수락할 것인가?

2. 환자의 위안을 위해서 실질적인 의학적 효과가 없는 치료를 할 필요가 있다고 생각하는가? 있다면 혹은 없다면 그 이유는 무엇인가?

3. 미성년자인 환자가 자신의 의학적 진단 결과를 요청할 때, 의사는 보호자의 의사에 관계없이 해당 정보를 전해도 되는가? 그렇다면 혹은 그렇지 않다면 그 이유는 무엇인가?

4. 위와 같이 회복이 어려운 질병에 걸린 미성년자의 환자가 치료 시의 과한 고통으로 인해 치료를 원치 않는데, 환자의 보호자가 고통스러운 치료를 요구한다면 어떻게 대응하겠는가?

05 관련된 읽기 자료

📖 **더 읽어보기**

[환자의 치료 요구에 관하여]
1. 의사의 치료 거부가 윤리적으로 허용되는 경우
기본적으로 의사는 환자에게 치료를 제공해야 하는 의무를 갖는다. 그러나 의사의 치료 거부가 '윤리적으로 허용'되는 세 가지의 경우가 있으며, 이는 다음과 같다.

① 요청받은 환자의 치료가 의사의 능력 범위에서 벗어날 때
② 요청받은 치료가 과학적으로 무효하다고 알려져 있거나 적응증에 해당하지 않거나 환자에게 아무런 이익이 없을 때
③ 특정 치료가 의사의 개인적·종교적 또는 도덕적 믿음에 어긋날 때

이 중 두 번째와 세 번째 경우는 의사가 환자의 치료에 대해 갖는 책임을 고려할 때 복잡해진다. 따라서 아래에서는 두 경우를 조금 더 살펴볼 것이다.

2. 유효하지 않거나 부적절한 치료
앞서 언급한 두 번째 경우와 관련해서, 의료인은 적응증에 해당되지 않거나 환자에게 어떠한 이득이 없는 치료를 제공하도록 강요당할 수는 없다. 이에 따라 의사는 치료의 위험 편익비(risk − benefit ration)가 낮거나 과학적 근거가 부족할 경우 이를 권고하지 않을 수 있으며, 임상 시험을 통해 검증된 치료를 시행하는 것이 바람직하다.
이와 관련해 특정 치료에 대해 환자 및 보호자가 의사와 다른 견해를 가지고 있을 경우 갈등이 발생할 수 있다. 구체적으로 의사가 실시한 치료에 대해 환자가 무용하다고 생각하여 갈등이 발생할 수 있다. 이 경우 해당 치료는 의사가 가치가 있다고 판단하여 시행된 만큼 무용하다고 단정 지을 수 없다. 또한, 환자 및 보호자가 요청한 치료에 대해 견해가 달라 갈등이 발생할 수 있다. 이 경우 의사는 요청한 치료에 대한 환자의 견해가 본인과 다르다 하더라도 존중해 줄 필요가 있다. 구체적으로 의사는 환자와 보호자가 요청한 치료와 관련된 지식을 알고자 해야 하며, 해당 치료를 요청한 이유를 헤아려야 한다. 이러한 과정을 통해 의사는 환자 및 보호자의 요청과 관련된 다양한 치료 선택지를 잘 전달해 의견의 차이를 좁혀야 하며, 최종적으로 환자가 선택한 치료가 표준적인 범위 안에 있다면 그 선택을 존중해야 한다. 그러나 의사의 평가에 완전히 반하는 치료를 환자나 보호자가 요구할 때는 이를 승인해서는 안 된다.

3. 비윤리적인 치료 요구
앞서 언급한 세 번째 경우와 관련해서 의사는 개인의 윤리적인 신념과 종교적 가치관 때문에 특정 치료를 수행하지 않거나 약을 처방하지 않을 수 있다. 그러나 의료 현장에서 이를 실천하는 것은 쉽지 않다. 예컨대, 낙태(임신 중절)를 윤리적이지 않다고 생각하는 의사가 낙태를 요청받을 수 있다. 이런 경우 의사는 치료에 참여하고 싶지 않은 이유를 솔직하고 제시해야 하며, 대체할 의료 인력을 찾아주고 치료에 참여하지 않는 것이 좋은 방법이 될 수 있다. 그러나 대체할 다른 의료인이 없거나 환자의 생명이 위협받는 응급 상황의 경우 즉시 대처해야 한다. 치료의 필요성이 클수록 환자를 치료해야 할 의사의 의무가 커지기 때문이다.
<small>대한 중환자 의학회, 『중환자실 의료윤리』, p.175~177 재구성</small>

1 줄글 제시문 (의료 영역)

01 제시문 내용 확인

제시문

(가)

1848년 9월 13일, 미국 버몬트 주의 작은 마을인 캐번디시 근처에서는 선로를 놓는 공사가 진행 중이었다. 현장의 관리 감독을 맡은 피니어스 게이지는 다부진 몸에 강한 책임감을 가진 사람들이 좋아하는 26살의 건장한 청년이었으며, 그는 화약을 이용해 바위를 부수는 발파 전문가였다. 어느 날 발파 과정에서 화약을 바위에 넣을 때 사용하는 다짐 막대가 미끄러져 솟아올랐고, 그 끝이 피니어스의 왼쪽 광대뼈 밑을 관통했다(사고 발생). 그러나 놀랍게도 피니어스는 살아났고, 왼쪽 눈의 시력은 거의 상실했지만 그 외의 신체 능력은 정상이었다. 그런데 현저하게 달라진 점이 하나 있었다. 그는 이전의 그답지 않게 제멋대로 행동하며 무례하게 굴었다. 툭하면 사람들 기분을 상하게 하고, 상스러운 말들을 곧잘 내뱉었다(피니어스 게이지의 행동 변화). 그를 치료한 할로 박사는 그에 대해 '지적 능력과 표현은 어린아이와 같고 육체는 건장한 남성이었다'고 표현했다. 현대에 최신 과학 기술로 그려낸 피니어스의 두개골을 살펴 보면, 다짐 막대는 언어 기능을 담당하는 브로카 영역과 베르니케 영역은 건드리지 않았으나, 눈과 이마 뒤, 코 바로 위에 위치한 두뇌의 앞쪽 부위인 복내측 전전두피질(VMPFC)의 많은 부분을 파괴하였다(감정 기능 영역 손상 됨 / 이성 기능 영역 손상 없음).

(나)

심리학자 케빈 옥스너와 그의 동료들은 사람들에게 교회 앞에서 울고 있는 여성들의 모습처럼 강력한 부정적 감정을 유발하는 사진들을 보여 주었다. 그러고는 울고 있는 여성들이 장례식 참석자들이 아니라 기쁨에 겨운 결혼식 하객들이라고 상상하는 식으로 사진들을 좀 더 긍정적으로 재해석하라고 요구하였다. 그러자 처음에 이 부정적인 사진들을 바라보는 것만으로도 감정과 밀접한 연관이 있는 편도체와 복내측 전전두피질의 활동이 증가하였다(감정 기능 영역). 반면에 이 사진들을 재평가하려 하자 배외측 전전두피질의 활동이 증가하였다(이성 기능 영역). 그리고 편도체와 복내측 전전두피질의 활동은 감소하였다. ... 다마지오는 게이지와 비슷하게 복내측 전전두피질에 손상을 입은 채 살아가는 환자들(감정 기능 영역 손상)을 연구했고, 하나의 일관된 패턴을 발견하였다. 이런 환자들은 지능 검사와 같은 표준적인 인지 검사에서는 괜찮은 점수를 받았지만, 실생활에서 끔찍한 결과를 초래할 수 있는 결정들을 내리곤 하였다. 예컨대, 한 환자는 유혈이 낭자한 자동차 사고나 사람들이 홍수로 익사하는 모습 같은 비극적 장면들을 본 뒤에도 아무 느낌이 없다고 하였다. 그러나 그는 자신이 뇌 손상을 입기 전에는 그런 것들에 감정적으로 반응하곤 했다는 사실을 스스로 알고 있었다. 다마지오는 그들의 이런 곤란한 상태를 보고 '알지만 느끼지 못하였다'고 묘사하였다.

* 출처
  • 제시문 (가): 안토니오 다마지오, 『데카르트의 오류』 부분 발췌 및 재구성
  • 제시문 (나): 조슈아 그린, 『옳고 그름』 부분 발췌 및 재구성

02 문제 요구 사항 확인 & 개요 작성

| 문항 1 |

제시문 (나)를 바탕으로 제시문 (가)의 피니어스 게이지가 변화한 원인을 추론하시오.

(1) **(나)의 뇌 영역별 기능 확인**
  • 편도체와 복내측 전전두피질: 감정적 기능 영역
  • 배외측 전전두피질: 이성적 기능 영역
(2) **(가)의 피니어스 게이지의 변화**
  • 신체 손상: 복내측 전전두피질 손상(감정 기능 영역 손상)
  • 성격 및 행동 변화: 성실하고 책임감, 친사회적 → 무례함, 반사회적
(3) **피니어스 게이지의 변화의 원인 추론**
  • 친사회성: 감정적 영역 개입 필요한 부분
  • 감정적 기능을 주로 담당하는 영역인 복내측 전전두피질 파괴로 인해 친사회성에 필요한 감정적 태도가 결여됨

문항 2

제시문 (가)와 (나)가 의학적으로 시사하는 바가 무엇인지 추론하시오.

(1) 제시문 요약
- (가): 인간의 친사회성은 감정적 작용에 큰 영향을 받으며, 해당 영역(VMPFC)은 전두엽에 위치함
- (나): 인간의 인지적 작용과 정서적 작용을 주관하는 뇌 영역이 구분되어 있음

(2) 의학적으로 시사하는 바
- 인지와 감정 모두 인간의 정상적인 삶을 위해 필수적인 요소
- 전두엽 손상(사고 / 종양 등)을 입은 환자의 경우, 그 사람의 인성이나 사회성이 변화할 가능성이 있음

문항 3

제시문에 나타난 증상과 유사한 환자를 치료할 때 의사는 어떠한 태도를 지녀야 하는가? 근거를 들어 자신의 견해를 제시하시오.

(1) 환자의 가족 및 보호자 또는 주변 지인들에게
환자의 인성 및 사회성 변화를 수용할 수 있도록 돕는 태도

(2) 환자에게
환자의 정서적 작용이 회복될 수 있도록 돕는 태도 + 중요한 의학적 치료

(3) 그 외
뇌의 특정 영역이 인간의 특정 기능을 모두 환원적으로 설명할 수 있는 충분한 근거가 되는지 의심하는 태도

03 예시 답안

문항 1

제시문 (나)에 따르면 편도체와 복내측 전전두피질은 인간의 감정적 기능을 담당하는 뇌 영역으로, 배외측 전전두피질은 이성적 기능을 담당하는 뇌 영역으로 이해할 수 있습니다. 그리고 이러한 뇌 영역별 기능 차이를 고려할 때, 제시문 (가)의 피니어스 게이지가 변화한 원인을 추론할 수 있습니다.

피니어스 게이지는 철도 회사에서 진행하던 공사 중 발생한 폭발 사고로 인해 다짐 막대가 얼굴을 관통하는 심각한 부상을 입었으며, 특히 복내측 전전두피질 영역이 손상되는 사고를 당했습니다. 이 사고 전후로 피니어스 게이지의 성격 및 행동은 크게 변화하였는데, 사고 이전에는 성실하고 책임감이 강한 사회적 인물이었으나 사고 이후에는 과격하고 무례한 언행이 끊이지 않는 친사회성이 결여된 인물이 되었기 때문입니다.

제시문 (나)에 나타난 뇌 영역별 기능 차이를 고려할 때, 이러한 피니어스 게이지의 변화 원인은 그의 복내측 전전두피질 손상이라고 추론할 수 있습니다. 인간의 친사회적 성향에는 감정적 측면이 포함됩니다. 예컨대, 다른 사람의 고통을 보면 이에

공감하고 연민을 느끼는 일, 아이를 보고 인류애를 느끼는 일 등이 이에 해당합니다. 그런데 복내측 전전두피질은 인간의 감정적 기능을 담당하는 영역이며, 해당 영역에 손상을 입었다는 사실은 곧 피니어스 게이지의 감정적 능력이 부족함을 의미합니다. 따라서 그는 친사회성을 갖추는 데 필요한 감정적 능력이 결여되었으며, 그로 인해 성격과 행동이 변하였다고 추론할 수 있습니다.

문항 2

제시문 (가)와 (나)는 공통으로 인간 뇌의 여러 영역이 복합적으로 작용하여 이성적 · 감정적 기능을 담당하고 있다는 점을 보여 주고 있습니다. 특히, 제시문 (가)는 인간의 친사회성에 감정적 기능을 담당하는 복내측 전전두피질(VMPFC)이 영향을 미친다는 사실을, 제시문 (나)는 인간의 이성적 · 감정적 기능이 각각 배외측 전전두피질과 복내측 전전두피질 영역에 관련되어 있음을 시사하고 있습니다.

이러한 제시문 (가)와 (나)가 의학적으로 시사하는 바는 크게 두 가지 논점으로 귀결됩니다. 하나는 인간이 정상적인 삶을 영위하고 다른 사람과 친사회적으로 살아가기 위해서는 이성적 기능과 감정적 기능이 모두 필수적으로 요구된다는 것입니다. 그러므로 의료인은 단지 환자의 인지적 · 추론적 기능이 정상화되는 것만 주목하지 않고, 정서적 기능도 정상화되도록 치료해야 한다는 인식을 갖춰야 합니다.

나아가 다른 하나는 외상성 · 자발성 요인으로 인해 전두엽 손상을 입을 환자의 경우, 그 환자의 사회적 상호 작용 능력이 저하될 수 있으므로 주의해야 한다는 것입니다. 의사는 자신을 대하는 환자의 태도가 변화할 수 있음을 인지하고, 해당 변화의 가능성에 관한 정보를 환자 가족이나 보호자에게도 전달하여야 합니다.

문항 3

피니어스 게이지와 같이 전두엽, 특히 복내측 전전두피질에 손상을 입은 환자를 치료할 때 의사는 외과적 부분만이 아니라 환자의 정서적 · 심리적 회복을 염두에 두고 치료에 임하는 태도가 필요하다고 생각합니다. 나아가 환자의 변화 가능성을 예측하고 이를 환자의 가족이나 보호자가 수용할 수 있도록 돕는 태도가 필요하다고 생각합니다.

먼저, 해당 증상이 유사하게 나타나는 환자의 경우, 특정 뇌 영역과 관련된 외상성 손상으로 인해 인성과 사회성에 급격한 변화가 나타난 상황입니다. 그러나 이러한 손상이 환자의 인지적 기능 영역이나 해마 등에도 발생하지는 않았다면, 환자는 치료 이후 자신이 이전에 했던 말과 행동을 기억할 가능성이 큽니다. 그렇다면 환자는 자신의 행동을 후회하고 정서적 · 심리적 불안에 빠질 수 있으므로 환자의 정서적 · 심리적 회복까지 염두에 두고 환자 치료에 임할 때 비로소 환자가 다시 정상적인 삶으로 돌아갈 수 있다고 생각합니다.

한편, 해당 부위의 손상은 환자의 인성 및 사회성에 영향을 미칠 수 있으므로 이에 따라 만약 주변 가족이나 보호자들이 환자

의 외상과 성격 변화가 병행될 수 있다는 사실을 인지하지 못한다면 환자를 이해하는 데 어려움을 겪을 수 있습니다. 그러므로 의사라면 이들이 변화를 받아들이고 적응할 수 있도록 도와야 한다고 생각합니다. 왜냐하면 주변 가족과 보호자들에게 이해받지 못한다면 환자의 정상적인 회복에 부정적인 영향을 미칠 수 있기 때문입니다. 환자의 온전한 삶을 회복하기 위해 의사는 환자 가족 및 보호자와도 계속 상호 작용하며 그들에게 필요한 도움을 지원해야 한다고 생각합니다.

그런데 이 모든 생각은 환자의 외과적 증상과 이성적·정서적 변화가 서로 밀접하게 연관되어 있다는 믿음에 근거합니다. 즉, 환자의 특정 뇌 영역이 환자의 특정 행동 기능과 연관되어 있다는 믿음이 이 전반적인 사고에 전제되어 있습니다. 그러나 해당 믿음은 과학적인 실험을 통해 발견된 연구 결과에 가까우며, 이를 완전한 사실로 받아들이거나 예외 없는 현상으로 믿는 일은 비합리적일 수 있으며 환자의 실제 병인을 진단하는 것을 방해할 수도 있습니다. 그러므로 원칙적으로 의사는 모든 가능성을 열어 두고 좀 더 세밀하게 환자를 대하고 관찰하는 태도를 갖추어야 한다고 생각합니다.

04 가능한 추가 질문

1. 환자의 정서적 기능 회복을 지원하는 치료 방안에는 무엇이 있을지 본인의 생각을 제시하시오.

2. 만약 환자를 치료하다가 예상치 못한 부작용이 발생하였을 때 의료인으로서 어떠한 태도를 지녀야 하는지 본인의 견해를 제시하시오.

3. 완치 확률이 높지만 삶의 질이 악화되는 치료와 완치 확률은 낮지만 삶의 질이 보장되는 치료 중 무엇이 더 좋다고 생각하는지 의료인으로서 본인의 견해를 제시하시오.

05 관련된 읽기 자료

더 읽어보기

[신경 과학의 발달에 따른 윤리적 문제들]
신경 과학과 뇌 과학의 발달은 여타 의료 생명 과학의 발달과 마찬가지로 다양한 윤리적·법적·사회적 문제를 야기하고 있다. 인간과 세계의 현상에 관한 과학적 탐구는 새로운 지식의 발견 또는 창출이었고, 과학적 지식을 이용한 기술은 인간의 삶에 직간접적으로 영향을 미쳐왔다. 이러한 과학 기술의 발달 양상과 관련하여 우리는 항상 새로운 과학 기술이 인간의 삶에 가져올 새로운 변화에 대해 여러 가지 기대와 추측을 해 왔고, 때론 억측을 하기도 하며, 경우에 따라서는 호들갑을 떨기도 하고, 혼란에 빠지기도 하였다. 이러한 점 때문에 의학과 생명 과학의 발달이 야기하는 윤리적·법적·사회적 문제에 대한 인문 사회적 연구와 통찰은 우리 사회에 대단히 중요한 역할을 담당하고 있다.

그렇다면 신경 과학 또는 뇌 과학이 야기하는 윤리적·법적·사회적 문제들이란 무엇인가? 또한, 신경 과학이나 뇌 과학에 대한 우리들의 기대 또는 우려, 나아가 우리가 지닌 태도는 무엇인가? 담론의 주제로 자주 떠오는 문제들을 열거하면 다음과 같다.

첫째, 인지·정서·성격 통제에 대한 문제이다. 신경 과학의 발달로 기억력 및 의사 결정 능력과 관련된 인지 능력을 향상시키고, 정서와 성격에까지 영향을 미치는 약물, 기기, 시술 등이 등장할 것으로 예측하고 있다. 따라서 신경 과학은 인지, 정서, 성격을 현재보다 더 많이 우리가 통제할 수 있도록 할 것이다. 여기에서 '현재보다 더 많이'라고 표현한 이유는 이미 우리는 이런 종류의 물질을 사용하고 있기 때문이다. 예컨대, 담배, 술, 커피 등은 각성을 돕거나 심리적 활동에 영향을 미치는 것으로 알려져 있다. 그러나 여기서 문제 삼는 약물, 기기, 시술은 담배, 술, 커피보다 더 직접적이고 더 강력한 통제력을 지닐 가능성이 높다. 그런데 문제는 이러한 통제력의 확대가 결과적으로 개인이나 사회에 긍정적인지 부정적인지 알 수 없다는 데 있다.

둘째, 개인 정보 보호의 문제이다. 신경 과학의 발달과 함께 뇌를 관찰하는 도구가 개발되면서 특정 경향이나 행동 패턴과 관련이 있는 뇌 상태를 측정하거나 심지어 개인적 차원에서 생각을 읽어내는 일, 소위 마인드 리딩이 가능할 것이라고 예측하고 있다. 물론 과학적 측면에서 마인드 리딩이 가능하기 위해서는 신경 활동의 특성과 그에 수반하는 정신적인 내용 사이에 법칙성이 존재하고, 이러한 법칙성이 개인의 법칙성을 넘어 인간 모두에게 적용되는 것임을 입증해야 할 것이다. 그러나 이러한 기술이 과학적으로 문제가 없더라도 윤리적인 차원에서는 개인에게 불이익을 초래할 위험이 있다. 최근 우리는 신경 과학적으로 업그레이드된 거짓말 탐지기가 개발되었다는 기사를 접한다. 과연 마인드 리딩에 대한 정보나 거짓말 탐지기의 결과를 누가 어떤 경우에 생성할 수 있도록 해야 하며, 어떤 경우에 타인에게 어떤 절차를 거쳐 제공할 수 있도록 해야 할 것인가?

셋째, 인간 대상 연구의 윤리 문제이다. 의학 영역뿐만 아니라 여러 학문 영역에서 발생하는 인간 대상 연구는 특히, 그 연구에 약물 투여나 수술 등의 침습 행위가 개입되거나 피험자와의 물리적인 접촉이 개입된 경우, 피험자 보호의 측면에서 안정성과 동의 획득의 문제를 주요하게 검토해야 한다. 신경 과학이 워낙 다양하고 새로운 연구를 수행하는 만큼 피험자에게 가해지는 위험이 무엇인지 예측하기 어려울 수 있기 때문이다. 따라서 피험자에게 발생하는 이득과 위험을 가능할 수 있는 자료를 축적하는 일 자체가 하나의 연구과제일 수 있다.

최경석, 「신경 윤리학의 성찰과 전망」, 『뇌과학, 경계를 넘다』, 발췌 및 재구성

2 도표 제시문 (비의료 영역)

01 제시문 내용 확인

자료1 **대한민국 65세 이상 고령 인구 추이**(제목)

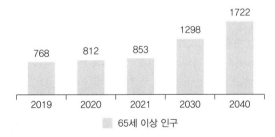

* 2030, 2040년은 예상 수치에 해당

자료2 **대한민국 합계 출산율 추이**(제목)

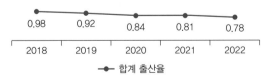

* 합계 출산율: 가임 여성 1명이 평생 낳을 것으로 예상되는 평균 출생아 수

자료3 **인구 피라미드 유형**(제목)

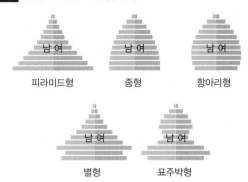

* 자료의 세로축은 상향으로 연령대 증가를 의미함 (0~100세)

* 출처
  • [자료 1], [자료 2], [자료 3]: 통계청

02 문제 요구 사항 확인 & 개요 작성

문항 1

[자료 1]과 [자료 2]를 바탕으로 우리나라의 인구수는 어떤 피라미드 유형을 띠게 될지 [자료 3]을 참고하여 예측하고, 그렇게 예측한 이유를 설명하시오.

(1) **자료 설명**

[자료 1]과 [자료 2]는 대한민국 65세 이상 인구 및 합계 출산율의 추이를 제시

(2) **1차 해석**

① [자료 1] 65세 이상 인구 추이
  • 현재: 2019~2021 꾸준한 증가
  • 미래 예측: 2030, 2040년 급격한 증가 예상 (2021년 기준 약 1.52배, 약 2.02배 증가)

② [자료 2] 합계 출산율 추이
  • 현재: 지속적 감소
  • 출산율: 평생 0.78명 (가임 여성 1명당)
  • 출생률 저하로 어린 연령대 인구 감소

(3) **2차 해석**

  • 가장 어린 연령대 감소, 고령 인구 증가
  • 인구 피라미드 유형: 항아리 형태

문항 2

[문항 1]에서 예측한 우리나라의 인구 유형을 바탕으로 우리나라가 직면하게 될 사회 문제를 한 가지 이상 예측하시오.

(1) **우리나라의 인구 유형**: 고령화 · 저출산 문제
(2) **발생 가능한 사회 문제**

  • 노동력 부족: 경제 활동 인구 감소 → 생산성 저하와 경제 성장 둔화 초래
  • 사회 보장 시스템의 압박: 증가하는 고령 인구는 연금, 건강 관리, 장기 요양 비용 증가로 사회 보장 시스템 부담 가중

- 세대 간 갈등: 젊은 세대에 대한 과도한 세금 부담 + 불안정한 노후 대비

문항 3

[문항 2]에서 제시한 사회 문제를 해결하는 데 필요한 구체적 방안을 두 가지 이상 제시하시오.

(1) 이민 정책 확대
- 목적: 노동 시장의 활력 증진, 인구 감소 문제 완화
- 방법: 전문 기술을 가진 이민자의 유입 촉진, 이민자의 통합 지원 정책 마련

(2) 출산 및 양육 지원 강화
- 목적: 젊은 세대의 결혼 장려, 출산율 증가 유도
- 방법: 출산 휴가 및 양육 휴가 제도 확대, 양육비 지원 강화, 공공 보육 시설 확충, 육아에 대한 사회적 인식 개선을 통한 남녀 공동 양육 문화 조성

(3) 세대 간 연대 및 소통 강화
- 목적: 세대 간 갈등 해소 및 상호 이해 증진
- 방법: 세대 간 멘토링 프로그램 운영, 다양한 세대가 참여하는 커뮤니티 활동 지원 등

03 예시 답안

문항 1

[자료 1]과 [자료 2]는 각각 대한민국의 65세 이상 인구 추이 즉, 고령화의 추이와 합계 출산율의 변화를 제시하고 있습니다. 위의 두 자료를 통하여 한국 사회의 고령화와 출산율 감소 현황을 파악할 수 있으며, 결론적으로 항아리 형태의 인구 피라미드를 띠게 될 것이라고 예측할 수 있습니다.

각 자료를 분석해 보면, [자료 1]에서 2019년부터 2021년까지 65세 이상 인구가 꾸준히 증가하고 있으며, 2030년과 2040년에는 급격한 증가가 있을 것으로 예상됩니다. 특히, 2040년에는 2021년의 수치의 약 2.02배에 달하는 증가가 예상됩니다. 한편, [자료 2]에서 합계 출산율은 지속적으로 감소하고 있으며, 2022년 가임 여성 한 명이 평생 낳을 것으로 예상되는 자녀 수는 0.78명입니다. 이는 두 명의 부부가 한 명의 자녀도 낳지 않는다는 의미이므로 인구 감소를 시사하는 중요한 지표입니다.

현재의 고령화 및 저출산 추세가 지속된다면, 인구 피라미드는 전형적인 항아리 형태를 띠게 될 것입니다. 출산율 감소는 가장 어린 연령대의 인구 즉, 가장 하위 영역의 인구가 줄어든다는 것을 의미하며, 고령화는 중간 영역 이상의 인구수가 많아진다는 것을 의미하기 때문입니다. 이는 사회 · 경제적으로 다양한 도전을 야기할 것이며, 국가적 차원의 대응 전략이 필요함을 시사합니다.

문항 2

[문항 1]에서 저는 고령화와 저출산 현상을 근거로 우리나라의 인구 피라미드가 항아리 형태를 띠게 될 것이라고 예측하였습니다. 저는 이 예측에 따라 앞으로 우리나라 정부가 직면할 수 있는 사회 문제로 경제 활동 인구 감소와 사회 복지 시스템의 불안정성, 세대 간 갈등을 순서대로 제시해 보고자 합니다.

먼저, 고령화와 저출산은 청장년층 인구 비율의 감소를 야기할 수 있으며, 이에 따라 경제 활동 인구가 감소한다고 예측할 수 있습니다. 경제 활동 인구 감소는 곧 경제 전체적으로 노동 공급의 감소와 노동 생산성 저하로 이어질 수 있으며, 이로 인해 시장 규모가 축소되거나 투자 유인이 감소하고, 전반적으로 경제 성장을 위축시키고 만성적인 경기 침체에 들어설 수 있습니다.

한편, 경기 침체와 더불어 인구 고령화에 따라 전반적인 수요 구성도 변화할 수 있는데, 특히 의료 · 보건 · 요양 서비스 수요 등이 증가할 것이기 때문입니다. 그렇다면 이를 지원하는 사회 복지 예산이 충분히 확보되지 않는 한 해당 시스템의 안정성을 기대하기는 어려워질 것입니다.

그런데 복지 예산을 확보하기 위해 세금을 과중하게 부과한다면 저출산으로 인해 그 전체 수가 감소한 젊은 세대가 이를 부담해야 하는 상황이 발생합니다. 결국, 젊은 세대에게는 불안정한 노후 대비에 대한 불안과 더불어 고령층에 대한 반감이 확대될 것이고, 이로 인해 세대 간 갈등이 증폭될 수 있습니다.

문항 3

이러한 사회적 문제를 해결하기 위해서 저는 저출산 문제를 먼저 해결해야 한다고 생각합니다. 특히, 이를 완화하는 두 가지 방안을 생각해 보았습니다.

첫 번째, 이민 정책 확대하는 방안입니다. 이민 정책을 확대하게 된다면, 경제 활동 인구가 증가하여 노동 시장의 활력을 증진할 수 있을 것입니다. 또한, 전문 기술을 가진 이민자의 유입을 촉진하고 이민자의 통합을 지원하는 정책을 마련한다면, 이민자들이 한국에서 자녀를 출산하며 저출산 문제도 해결할 수 있을 것이라 생각합니다.

두 번째, 출산 및 양육에 대한 국가의 지원을 확대하는 방안입니다. 출산 휴가 및 양육 휴가 제도 확대, 공공 보육 시설 확충 및 양육비 지원 등이 이루어진다면, 젊은 세대의 결혼 및 출산을 장려할 수 있고 궁극적으로 저출산 문제도 해결할 수 있다고 생각합니다.

04 가능한 추가 질문

1. 저출산 상황이 지속될 경우 의료 분야에서 발생할 수 있는 문제가 무엇인지 추론하시오.

2. 고령화 문제가 심화될 경우 의료 분야에서 발생할 수 있는 문제가 무엇인지 추론하시오.

3. 제한된 예산이나 자원을 고려할 때, 저출산과 고령화 문제 중 어느 것을 먼저 해결해야 한다고 생각하는지 본인의 견해를 자유롭게 말해 보시오.

4. 정부가 저출산을 근거로 산부인과에 대한 지원 예산을 감축한다고 가정할 때, 이에 대한 본인의 견해를 자유롭게 말해 보시오.

---

3 문제 해결 및 상황 판단 (의료 영역)

01 제시문 내용 확인

제시문

자정이 다 되어가는 시각, 40대 남성 환자 A는 주취 상태로 응급실에 방문하였다. 응급실 의사 B(주체 1)는 환자 A(주체 2)가 걷거나 말을 하는 데 큰 이상이 없는 경증이라고 진단하였고, 이에 환자 A의 치료 순서를 뒤로 미루었다(주체 1의 행위). 다른 환자의 응급 처치를 마친 의사 B가 환자 A를 치료하기 위해 다가왔을 때, 환자 A는 의사 B의 얼굴을 가격하면서 욕설을 퍼붓는 등 소란을 피우기 시작했다(주체 2의 행위). 환자 A의 체격이 크고 건장했기 때문에 여러 사람이 힘을 합해야 겨우 그를 진정시킬 수 있는 상황이었으며, 이로 인해 응급실 업무가 원활히 진행되지 않고 잠시 마비되었다.

* 당신이 현재 의사 B와 함께 응급실에서 근무하고 있었다고 가정한 후 아래 문항들에 답하시오.

* 출처
• 한겨레 신문, "경찰 '의식 있는 주취자도 응급실로 보내겠다.'", 장나래 기자, 2023.05.17. 부분 발췌 및 재구성
• SBS 뉴스, "한국에만 있다는 주취자 응급 센터, 이대로 괜찮을까", 김혜민 기자, 2023.04.06. 부분 발췌 및 재구성

---

02 문제 요구 사항 확인 & 개요 작성

문항 1

문제 상황이 무엇인지 간략히 요약한 후, 이 문제 상황에 어떻게 대처할 것인지 답하시오. 그리고 그렇게 대처한 이유가 무엇인지 설명하시오.

(1) 문제 상황 요약
• 주취자 A의 응급실 방문
• 응급실 의사 B의 주취자 A 경증 진단 및 치료 순서 지연
• 주취자 A의 응급실 내 소란 및 폭력 행위
• 응급실 마비 상황

(2) 발생한 문제
• 의료진 상해 발생 가능
• 응급실 내 타 위급한 환자들에 대한 안전 및 진료 불가 문제 발생 가능

(3) 문제를 해결하기 위한 대처 방안 제시
• 의료진과 직접적인 물리적 접촉을 최소화할 수 있도록 보안 요원을 소환
• 타 환자들과 분리하여 조치

문항 2

위와 같은 문제 상황이 앞으로도 반복되지 않도록 해결하는 방안을 제시하시오.

(1) 문제 상황의 쟁점
• 환자의 의료진 폭행
• 응급 환자가 아닌 주취자의 응급실 대기

(2) 문제의 원인 제시
• 주취자를 응급 의료 센터로 인계하는 우리나라의 관습적 대처
• 응급실에서 폭력 문제가 발생하더라도 이에 대처할 수 있는 관련 법률이 부족

(3) 문제의 원인에 따른 해결방안 제시
• '주취자 응급 의료 센터' 설치의 필요성을 검토
• 응급 의료에 관한 법률 및 관련 대응 매뉴얼 숙지 교육

03 예시 답안

문항 1

제시문에 나타난 문제 상황은 환자가 술에 취한 상태에서 소란을 피우고 의료진을 폭행하면서 응급실의 정상적인 운영을 방해하는 상황입니다. 환자 A는 주취 상태로 응급실을 방문하였고, 의사 B는 그를 경증으로 진단하여 치료 순서를 뒤로 미루었습니다. 이로 인해 환자 A는 응급실 내 소란을 피우고 의사 B를 폭행하는 등 응급실 마비 상황을 야기하였습니다.

이러한 상황에서는 크게 두 가지 문제가 발생하였다고 이해할 수 있습니다. 하나는 의료진이 실질적인 상해를 입었다는 것이

고, 다른 하나는 소란으로 인해 응급실 내 다른 위급한 환자들이 안전하게 진료받지 못하는 상황이 발생했다는 것입니다.

그러므로 저는 이를 해결하기 위해 가장 먼저 보안 요원을 즉각 호출하여 환자를 통제하도록 대처할 것입니다. 그 이유는 크게 세 가지입니다. 첫째, 의료진을 보호하기 위해서입니다. 직접 폭행을 당한 의사 B뿐만 아니라 응급실에는 있는 다른 의료 종사자들도 환자 A로부터 보호해야 하기 때문입니다. 둘째, 응급실 내 다른 환자들의 안전과 진료 연속성을 확보하기 위해서입니다. 해당 조치는 다른 환자들의 안정을 보장하고 응급실에서의 치료 서비스를 원활하게 이어갈 수 있도록 도와줄 것입니다. 셋째, 주취 환자 A를 보호하고 치료하기 위해서입니다. 환자 A는 현재 폭력을 행하며 자기 자신을 제어하지 못하고 있습니다. 그러나 이는 곧 응급실 내 부상 위험성을 내포하고 있으므로 환자 A를 보호하기 위해서라도 보안 요원을 호출하여 그를 통제하고 다른 환자들과 분리 조치할 것입니다.

이러한 대응을 통해 응급실의 업무 마비를 방지하고, 모든 환자와 의료진의 안전을 우선적으로 확보할 수 있을 것으로 생각합니다.

문항 2

위의 문제 상황에서 쟁점은 크게 두 가지입니다. 첫째는 환자에 의한 의료진 폭행 문제이고, 둘째는 실질적인 응급 상황이 아님에도 불구하고 주취자가 응급실에서 대기하는 문제입니다. 이러한 문제들의 원인으로는 주취자를 응급 의료 센터로 인계하는 현행의 관습적 대처 방식과 응급실 내 폭력 사건에 대처할 수 있는 법률의 부재를 들 수 있습니다.

이를 해결하기 위해 첫째, '주취자 응급 의료 센터'의 설치를 검토해 볼 수 있다고 생각합니다. 현행법상 의료 기관의 주취자 입원이나 진료 거부는 불가능합니다. 그러나 이를 관습적으로 활용하여 주취자를 응급실로 인계하는 것은 실제 응급 환자를 긴급하게 치료해야 하는 응급실의 용도와 자원을 남용하는 것이라 볼 수 있습니다. 그러므로 주취자 응급 의료 센터를 따로 설치한다면 기존의 응급실 인계 관행에 좀 더 유연하게 대처할 수 있을 것입니다. 물론 센터 운용에 필요한 인적 자원을 추가로 확보해야 하는데, 해당 센터의 기능이 주취자를 잠시 안정시키는 데 그친다면 의료 종사자가 직접 투입되는 시간은 많지 않아도 될 것입니다.

둘째, 응급 의료에 관한 법률을 세분화하여 의료진 폭행 문제에 대해 보다 엄격하게 대응할 수 있는 법적 틀을 구축해야 합니다. 폭력 문제가 발생하더라도 치료와 관련된 우발적인 경우가 많기 때문에 징역형을 선고하기 어려운 것이 현실입니다. 더 나아가 반의사 불벌죄 조항으로 인해 피해 의료진이 합의를 강요받는 경우도 자주 발생합니다. 이러한 상황이 반복된다면, 응급실에서 근무하는 의료진들은 의료 행위에 집중할 수 없으며 응급실 근무를 기피하게 되어 응급 환자를 신속하게 치료할 수 없는 경우가 발생할 것입니다. 때문에 관련 법률을 좀 더 세부적으로 마련하고 엄격하게 집행한다면 응급실의 안정

성을 확보하고 의료진의 권리를 보호할 수 있을 것이라 기대됩니다.

04 가능한 추가 질문

1. 주취자를 응급실로 이송할 필요가 있다고 생각하는가?

2. 응급실에서 주취자와 소통할 때 주의해야 할 사항은 무엇인가?

3. 주취 환자로 인해 발생할 수 있는 문제를 예방하기 위해 응급실에서 주취 환자를 다른 환자보다 먼저 치료하는 방안에 대해 어떻게 생각하는가?

05 관련된 읽기 자료

📖 더 읽어보기

"응급실에서 난동 피운 만취 보호자 결국 재판행⋯ 의료진에 폭언·폭행"

춘천 지검 강릉 지청 형사부가 머리를 다쳐 응급실을 찾은 환자에 대해 컴퓨터 단층 촬영(CT)이 필요하다는 소견을 밝힌 의료진에게 폭언에 이어 폭행까지 한 만취 상태 보호자(이하 A씨)를 응급 의료에 관한 법률 위반 혐의로 기소했다. A씨는 지난 1월 6일 오전 0시 48분에 강릉시 한 병원 응급실에 낙상 사고를 당한 아내와 함께 방문한 뒤 의사인 피해자 B씨에게 "CT 촬영이 필요하다"라는 말을 듣자 욕설하며 폭행하고 소란을 피운 혐의이다.

당시 근무 중이던 응급 의학과 의사 B씨는 낙상 사고로 A씨 아내의 머리가 심하게 부은 것을 확인하고는 두개골 골절이나 두개골 내 출혈 가능성이 있다고 판단해 CT 촬영 필요성을 설명했다. 그러자 만취 상태였던 A씨는 "이런 일로 CT를 찍으냐", "말투가 건방지다", "내세울 것도 없는 촌놈들이 무슨 CT를 찍으냐"라며 따졌다. 이 과정에서 A씨는 B씨의 가슴 부위를 한 차례 주먹으로 때렸다. 경찰이 출동했음에도 A씨가 약 1시간 동안 난동을 피우면서 응급실은 업무가 마비돼 환자들을 제대로 돌볼 수 없었다.

검찰 관계자는 "피고인이 주취로 인해 형량을 감경받지 않도록 하고, 죄에 상응하는 형이 선고되도록 공소 유지에 최선을 다하겠다."며 "국민의 생명과 안전을 최일선에서 지키는 응급 의료인을 대상으로 한 폭력 범죄에 엄정하게 대응하겠다."라고 말했다. 한편, 해당 사건이 발생한 뒤 강원도 의사회는 "진료 현장에서 발생하는 의료진 폭

행 방지를 위한 법률 제정과 상시 보호 체계를 확립하는 것이 급선무이다."라면서 대책 마련을 촉구했다.

메디컬월드뉴스, 김영신 기자, 2024.04.25.

---

4 윤리적 딜레마 (비의료 영역)

01 제시문 내용 확인

제시문

고등학생 A는 4인 1조로 조별 과제를 수행하게 되었다 (문제 상황). 이를 위해 A는 자신의 친구인 학생 B, C와 함께 조를 이룬 후 다른 한 명을 추가로 영입하고자 하였다. 이때 대부분 학생이 4인 1조를 이루고 있는 것을 확인한 A는 혼자 남아 있던 학생 D를 영입하자고 B, C에게 제안하였다. 그런데 B, C는 D의 평소 학업 역량이 상대적으로 낮아 다른 학생들도 D를 기피한다는 이유를 들어 그 제안을 거절하였다(기피 이유 1). 그러나 A는 B와 C의 말을 듣고도 D를 적극적으로 영입하자고 제안하였고, 결국 B, C는 A의 말을 수용하여 D와 한 조를 이루게 되었다(문제 상황 1). 조별 모임을 한 차례 가진 후, D는 A에게 자신과 한 조가 되어 고맙고 앞으로 열심히 참여하겠다는 인사를 건네 왔다. 그런데 이후 조별 모임을 가질 때마다 D가 준비한 자료나 과제가 A, B, C의 기대에 못 미치는 상황이 지속되었고(기피 이유 2), 이에 B, C는 A에게 D를 조에서 제외하자는 말을 다시 전하였으며, 특히 C는 D와는 같은 조를 하지 않겠다고 선언하였다(문제 상황 2). 그런데 C는 전교에서 우수한 성적을 거두는 학생이며, A가 조별 과제에서 우수한 성적을 얻기 위해서는 같은 조에 참여하는 게 유리한 상황이다.

* 출처: 제시문 자체 제작

02 문제 요구 사항 확인 & 개요 작성

문항 1

본인이 학생 A라면 '처음 조를 이룰 때' 학생 D와 같은 조를 이루겠는가? 이루겠다면 혹은 이루지 않겠다면 그 이유는 무엇인가?

(1) 문제 상황

　4인 1조 편성: 학업 성적이 상대적으로 저조한 D 영입에 대해 B, C가 반대하는 상황

(2) 선택 사항

　① 학생 D와 같은 조를 이루겠다.
　　• 4인 1조가 주어진 조건이기 때문 (대부분 조 구성 완료)
　　• D에 대한 다른 학생들의 평가는 편견일 수 있기 때문
　② 학생 D와 같은 조를 이루지 않겠다.
　　• 다른 친구들이 반대하기 때문
　　• 조별 협력 과제에서 D의 역량 부족으로 인해 과제 점수에 부정적인 영향을 줄 것으로 예측됨
　　• (반론) 4인 1조 고려 필요 → (재반론) 충분히 가능

문항 2

본인이 학생 A라면 '조별 모임을 가진 후' 학생 D와 같은 조를 이루겠는가? 이루겠다면 혹은 이루지 않겠다면 그 이유는 무엇인가?

(1) 문제 상황

　4인 1조 편성 후 조 모임: D의 역량 부족을 A, B, C가 모두 확인함

(2) 선택 사항

　① 학생 D와 같은 조를 이루겠다.
　　• 4인 1조가 기본 요건 (이미 조 구성 완료)
　　• D가 상대적으로 잘하는 것을 찾아 그에 맞는 업무 분담 시도
　　• D의 태도를 고려할 때, 전달이 명확하면 D도 그에 따라 성장 가능
　　• C에 대한 설득 고려
　② 학생 D와 같은 조를 이루지 않겠다.
　　• 서로 협력해야 하는 과제인데 다른 친구들의 반대는 조의 단합과 협력을 어렵게 함
　　• D가 조별 과제에서 어떤 역할을 수행할 수 있는지 확인하는 과정이 비효율적
　　• 성적이 우수한 C와 다른 조가 될 경우 좋은 성적을 받기 어려울 수 있음
　　• (반론) 4인 1조가 원칙이므로 다른 학생 영입 필요, 결국 비효율적
　　• (재반론) 차라리 더 효율적일 수 있음

│ 문항 1 │

[학생 D와 같은 조를 이루겠다고 선택한 경우]

제시문의 상황은 4인 1조로 조별 과제를 수행해야 하는 조건
에서 대다수 학생이 이미 조를 이루고 있어 학업 성적이 저조
한 학생 D를 영입해야 하는데, 친구인 B와 C가 영입을 반대하
는 상황입니다.

이러한 상황에서 저는 D와 같은 조를 이루는 것을 선택하겠습
니다. 왜냐하면 첫째, 4인 1조를 이루어 조별 과제를 수행해야
한다는 주어진 여건을 충족하기 때문입니다. 이미 대부분 학생
이 4인 1조를 형성했기 때문에, D를 영입하여 모자란 1명을
채우는 것이 과제 수행을 하기 위한 기본적인 여건을 충족시키
는 일이라고 생각합니다.

둘째, D의 평소 학업 능력에 대한 소문은 편견에 불과할 수 있
기 때문입니다. 제가 만약 D에 대한 소문을 믿고 선입견에 기
반하여 D를 대하는 것은 다른 사람을 대하는 바람직하지 못한
태도를 가진 것이라고 생각합니다. 또한, 만약 소문이 사실이
라면, 오히려 D를 영입하는 일은 D에게 학업에 대한 자신감을
심어주고 동료들과 협력하는 과정에서 성장할 기회를 제공할
수 있습니다.

물론 B와 C의 우려도 이해하지만, 협력을 통해 D의 잠재력을
이끌어내고 개인의 약점을 극복하는 것이 조별 과제의 목표 중
하나입니다. D와 함께 조별 과제를 수행할 경우, D를 포함하
여 모든 조원들이 각자의 강점을 살려 공동의 목표를 달성하기
위해 노력할 것이며, 이 과정에서 상호 보완적인 협업 능력을
키울 수 있을 것입니다. 이러한 경험은 단순한 학업 성적 이상
의 가치를 학습하는 데 기여할 것입니다.

[학생 D와 같은 조를 이루지 않겠다고 선택한 경우]

제시문의 상황은 4인 1조로 조별 과제를 수행해야 하는 조건
에서 대다수 학생이 이미 조를 이루고 있어 학업 성적이 저조
한 학생 D를 영입해야 하는데 친구인 B와 C가 영입을 반대하
는 상황입니다.

이러한 상황에서 저는 D와 같은 조를 이루지 않는 선택을 하
겠습니다. 왜냐하면 같은 조원이자 친구인 B와 C가 반대하고
있기 때문입니다. 이들은 D의 학업 성적이 낮은 것이 과제 수
행 능력에 부정적인 영향을 미칠 것이라고 우려하고 있으며,
이는 과제 수행의 질과 결과에 직접적인 영향을 미칠 수 있습
니다. 이러한 우려가 있는 가운데 D를 제 마음대로 영입한다
면, D뿐만 아니라 저와 B, C의 신뢰 및 협력 관계도 저하될 수
있습니다. 그리고 조원 간에 신뢰와 협력이 부족하면, 과제 수
행의 효율성과 효과도 저하될 수 있습니다. 이미 B와 C가 D와
의 협력에 부정적인 태도를 보이고 있기 때문에 굳이 D를 영
입한다는 위험한 선택을 고르지 않겠습니다.

물론 4인 1조라는 과제 여건을 고려하면, 저희 조는 D가 아닌
다른 학생을 다시 영입해야 할 것입니다. 그러나 이미 조 편성
이 완결되지 않았다는 점, 나아가 D와 같은 조 이루는 것을

기피하는 학생들이 끝까지 남기보다는 저희 조와 편성을 이루
려 할 것이라는 점 등을 고려하면 충분히 어렵지 않게 4인 1조
를 구성할 수 있을 것입니다.

│ 문항 2 │

[학생 D와 같은 조를 이루겠다고 선택한 경우]

주어진 상황은 저와 학생 B, C, D가 4인 1조로 조 모임을 한
차례 진행한 후, D의 역량 부족을 확인한 B와 C가 조 편성을
반대하며, 특히 C가 D에 대한 반감을 표시하는 상황입니다.

그럼에도 불구하고 저는 D와 같은 조를 이루겠습니다. 우선
첫 번째 이유는 해당 과제가 4인 1조가 기본 요건이므로 이를
충족해야 하기 때문입니다. 이미 조 모임을 한 차례 진행했다
는 것은 모든 조가 편성되었음을 의미합니다. 이때 D를 바꾸
기 위해 다른 조와 협의를 진행하거나 선생님과 논의하는 과정
을 겪는 것은 불필요한 시간 소요에 해당한다고 생각합니다.
다음으로 두 번째 이유는 열심히 참여하겠다는 D의 태도를 고
려할 때, D의 과제 수행 역량이 앞으로 성장할 수 있기 때문입
니다. 특히, D의 태도가 협조적인 만큼 저를 비롯한 다른 조원
들의 의사전달이 명확하다면 D의 학업 역량이 효율적으로 성
장할 수 있을 것입니다. 저는 그 기회를 제공하고 함께 협력해
나가는 모습이 조별 모임에서 추구해야 할 가장 중요한 가치라
고 생각합니다.

물론 C의 강한 반대 의견을 고려할 때, C와 논의하는 과정이
필요합니다. 그러나 앞의 근거와 더불어 제가 조금 더 양보하
고 희생하겠다는 의지를 내비친다면 C가 끝까지 반대하지는
않을 것이라고 생각합니다.

[학생 D와 같은 조를 이루지 않겠다고 선택한 경우]

주어진 상황은 저와 학생 B, C, D가 4인 1조로 조 모임을 한
차례 진행한 후, D의 역량 부족을 확인한 B와 C가 조 편성을
반대하였고, 특히 C가 D에 대한 반감을 표시하는 상황입니다.
그렇다면 저는 D와 같은 조를 이루지 않겠습니다. 그 이유는
크게 세 가지입니다. 첫째, 조의 단합력에 부정적인 영향을 미
칠 수 있기 때문입니다. 처음 조를 이룰 때 B와 C의 선입견은
한 차례 조 모임을 진행한 후 강화되었습니다. 모두가 협력해
야 하는 과제에서 이 같은 선입견과 서로 반대되는 의견 충돌
은 조의 단합력과 협력 활동을 저해할 수 있습니다. 둘째, D와
같은 조를 이루는 게 비효율적이기 때문입니다. D가 조별 모
임에서 수행할 수 있는 역할을 파악하는 과정이 추가로 필요하
다는 점을 고려할 때, 저는 다른 학생과 조를 편성하여 과제를
수행하는 경우에 비해 상대적으로 많은 시간과 노력을 투자해
야 할 것입니다. 셋째, C와 같은 조를 이루어야 좋은 성적을
얻을 가능성이 크기 때문입니다. C는 현재 전교에서 우수한
성적을 거두는 학생이므로 C의 부재를 감수하면서 D와 함께
하는 조를 유지하는 것은 실익은 없으므로 조의 목표와 성과를
최적화하기 위해 D와는 다른 조 구성을 선택하는 것이 합리적
인 판단이라 생각합니다. 물론 조 편성이 이미 완성된 상황에
서 다른 조원을 구하는 데 들이는 추가 시간이 필요하며 이 또

한 비효율적이라고 이해할 수도 있습니다. 그러나 조별 과제를 수행하는 과정 내내 D를 추가로 신경 쓰는 것보다는 다소 무리가 있더라도 본격적인 과제 활동이 시작되기 전에 미리 시간을 들여 더 나은 조를 편성하는 것이 낫다고 생각합니다.

04 가능한 추가 질문

1. 과제 수행 시 절차가 중요하다고 생각하는가, 결과가 중요하다고 생각하는가?

2. 약자에 대한 배려는 어떤 상황에서도 예외 없이 지켜져야 한다고 생각하는가?

3. 의대 생활에서, 실력은 부족하지만 적극적으로 참여하는 동료와 실력은 있지만 개인주의적 성향이 강한 동료 중 한 명을 선택해야 한다면 누구를 선택할 것인가? 그 이유는 무엇인가?

1 줄글 제시문 (비의료 영역)

01 제시문 내용 확인

제시문

(가)

불안의 첫 번째 근원은 개인주의(소재)이다. 많은 사람들은 개인주의가 근대 문명 최고의 업적이라고 생각하고 있다. 옛날에는 자신을 보다 더 큰 하나의 질서의 부분으로 간주하였다. 인간들은 우주적 질서 속에서 천사나 자신과 함께 생활하는 지상의 다른 피조물들과 더불어 자신이 있어야 할 자리에 위치하고 있는 것으로 그려졌다. 사람들은 자신의 적절한 지위와 역할이라고 하는 주어진 위치에 얽매여 있었으며, 그로부터 벗어나는 것은 생각조차 할 수 없었다. 근대적 자유는 이런 질서들에 대한 부정을 통해 생겨난 것이다. 그러나 이 때문에 사람들은 목숨마저도 바칠 수 있을 정도의 보다 높은 목적의식을 더 이상 가지고 있지 않게 되었다. 현대 사회에서의 이런 목적 상실은 마음의 시야가 좁아지는 것으로 이어졌다. 사람들은 각자 자기의 삶에만 초점을 맞추었기 때문에 보다 광범위한 시야를 상실해 버렸다. 우리의 삶은 갈수록 의미를 상실하게 되고, 타인의 삶이나 사회에 점점 무관심하게 되며, 사회적 관계 속에서의 나의 정체성에 대해 의심하게 되어 불안감을 증폭시키는 결과를 맞이하게 된다(입장).

(나)

다행히 내게는 오뚝이처럼 제자리로 돌아와 나 자신을 대면하게 만드는 습성이 하나 있다. 개구리, 박쥐, 곰도 아닌 주제에 겨울마다 활동성이 극히 떨어지고 혼자만의 공간에 틀어박혀 꼼짝도 하기 싫은 증세가 나타나곤 한다. 친구가 보자고 연락해도 이 핑계 저 핑계 대며 안 나가게 된다. 사춘기 소년이 아니니까 '세상과 일체의 관계를 맺고 싶지 않다'는 아니다. 그건 불가능한 망상이다. 다만, '내가 통제할 수 있는 범위 내에서만' 관계를 맺고 살아가고 싶다. 내 공간을 침해받고 싶지 않은 것이 내 본능이고 솔직한 욕망이다. 누구는 세상으로부터 전면적인 인정·사랑·존경을 받고 싶어 하고 누구는 세상에 전면적으로 헌신하고 싶어 하지만 누군가는 광장 속에서는 살기 힘든 체질이기도 하다. 그걸 죽어도

이해 못하는 사람들이 있겠지만 그냥 레고에는 여러 모양의 조각들이 있는 거다(입장).

* 출처
• 제시문 (가): 찰스 테일러, 『불안한 현대사회』 부분 발췌 및 재구성
• 제시문 (나): 문유석, 『개인주의자 선언』 부분 발췌 및 재구성

02 문제 요구 사항 확인 & 개요 작성

문항 1

두 제시문의 공통점과 차이점을 제시하시오.

(1) **공통점**: 인간의 삶에 대한 고찰
(2) **차이점**: 개인주의 부정 / 긍정
  • 제시문 (가): 개인주의 부정
    개인주의 → 전체 질서와 사회로부터 고립 → 삶의 목적의식과 타인에 관한 관심 상실, 자신의 정체성 고찰 기회 박탈 → 개인에게 불안 초래 및 심화
  • 제시문 (나): 개인주의 긍정
    고립을 원하는 개인 존재 가능 → 삶의 다양한 방식 존재 + 그 개인의 자유로운 선택 존중 → 개인주의

문항 2

제시문 (나)의 관점에서 제시문 (가)의 견해를 평가하시오.

(1) **평가 방향**: (나) → (가) 부정적 평가
(2) **근거**
  ① 근거 1
    • (가)는 개인의 자유를 비관적으로 바라봄
    • (가): 통합되는 삶 중시, 개인의 자유는 이를 방해하고 여러 문제를 야기(특히 타인에 대한 관심 저하)
    • (나): 개인의 자유는 오히려 다양한 삶을 조화시키고 서로 배려하게 함
  ② 근거 2
    • (가)는 다양한 삶의 방식을 존중하지 않음
    • (가)가 상정한 이상적 삶은 하나의 형태로 전체 질서에 통합되는 삶
      ∴ 사회로부터 개인이 고립되는 삶을 존중하지 않음
    • (나)에 따르면 개인이 선택한 모든 삶은 존중받아야 함
      ∴ 개인이 고립되는 것을 선택한다면 존중받아야 함
    • 하지만 (가)는 (나)와 같은 다양한 삶을 존중하지 않음

문항 1

두 제시문은 인간의 삶에 대한 고찰을 담고 있다는 공통점이 있지만, 개인주의에 대한 관점에 있어서는 차이점을 보입니다. 먼저, 제시문 (가)는 개인주의를 부정적으로 바라봅니다. 개인주의는 개인이 전체 질서의 한 부분이라는 점을 부정하며, 사회로부터 개인을 고립시킵니다. 따라서 개인주의는 사람들로 하여금 목적의식을 상실하게 할 뿐만 아니라 타인에 대한 관심을 저하시키고 사회적 관계 속에서 자신의 정체성을 고찰할 기회를 박탈합니다. 이를 근거로 제시문 (가)는 개인주의가 인간의 불안을 심화시키는 문제를 갖고 있다고 주장합니다.

반면, 제시문 (나)는 개인주의를 긍정적으로 바라봅니다. 개인은 자신의 욕구에 따라 다양한 삶의 방식을 선택할 수 있으며, 삶의 방식의 하나로서 누군가는 사회로부터의 고립을 원할 수 있습니다. 어떤 방식의 삶이든 그것은 개인이 자유롭게 선택한 것이기에 존중받아야 하므로 사회로부터 고립된 삶 역시 존중받아야 합니다. 이처럼 제시문 (나)는 개인의 자유에 기반한 다양한 삶의 방식에 대해 인정할 것을 주장한다는 점에서 개인주의를 긍정한다고 볼 수 있습니다.

문항 2

제시문 (나)는 개인이 지닌 자유의 중요성을 기반으로 다양한 삶의 방식에 대해 존중할 것을 주장합니다. 이러한 맥락에서 제시문 (나)는 사회로부터 고립된 삶도 다른 삶의 방식처럼 존중받아야 함을 강조합니다. 이러한 제시문 (나)의 관점에서 제시문 (가)의 견해는 부정적으로 평가될 수 있습니다.

먼저, 제시문 (가)의 견해는 개인의 자유를 지나치게 부정적으로 바라본다는 점에서 문제가 있습니다. 제시문 (가)는 하나의 질서를 중심으로 개인들이 통합되는 삶을 중시하며, 이를 방해하는 개인의 자유로 인해 여러 문제가 발생한다고 주장합니다. 특히, 제시문 (가)는 개인의 자유로 인해 타인의 대한 관심이 저하될 수 있다고 지적합니다. 그러나 제시문 (나)에 따르면, 개인의 자유는 그것이 존중될 때 오히려 다양한 형태의 삶을 살아가는 사람들이 서로를 배려할 수 있게 해 주는 중요한 가치입니다. 따라서 제시문 (가)는 개인의 자유를 비관적으로만 바라보고 있다는 점에서 한계가 있습니다.

또한, 제시문 (가)는 다양한 삶의 방식을 존중하지 않는다는 점에서 비판받을 수 있습니다. 제시문 (가)는 전체 질서에 통합되는 하나의 삶만을 이상적으로 바라보며 이에 따라 사회로부터 고립된 삶에 대해서 부정적으로 바라보고 있습니다. 그러나 제시문 (나)에 따르면, 개인이 선택한 모든 삶은 존중되어야 하며 이러한 맥락에서 사회로부터 고립되는 것을 선택하는 삶 역시도 존중되어야 합니다. 따라서 제시문 (가)는 전체 질서에 부합하는 삶 이외에 다른 삶의 방식을 존중하지 않는다는 점에서 한계가 있습니다.

1. 개인과 공동체 중 무엇이 우선되어야 하는가? 근거를 들어 본인의 견해를 제시하시오.

2. 개인의 자유와 관련해서, 환자가 자신의 죽음을 초래하는 결정을 한다면 의사는 이를 존중해 주어야 하는가?

3. 의료인으로서 개인의 권리와 자유가 얼마나 보장되어야 하는지에 대해 본인의 견해를 제시하시오.

2 도표 제시문 (의료 영역)

01 제시문 내용 확인

자료 1

Fewer than half in U.S. expect artificial intelligence in health and medicine to improve patient outcomes

% of U.S. adults who say that thinking about the use of artificial intelligence in health and medicine to do things like diagnose disease and recommend treatments...

They would feel_if their health care provider relied on it for their medical care

Comfortable 39 60 Uncomfortable

No answer 1

It would lead to_ health outcomes for patients

Better 38 33 Worse

27

No answer 2

It would not make much difference

자료 2

Artificial intelligence (AI) is no longer just a promise of the future. In fact, 61% of clinicians believe that AI can support clinical decision-making.

However, 55% of clinicians state that AI technology is not yet ready for medical use, and 58% do not trust AI data. Clinicians with 16+ years of experience are even more skeptical, with 67% lacking trust in AI.

58%

of clinicians do not believe AI data can be trusted.

Percentage of clinicians who state that AI is ready for medical use:

China	66%
Germany	58%
Brazil	53%
India	52%
New Zealand	43%
United Kingdom	35%
USA	29%
South Korea	28%

44%
of clinicians believe AI technology is subject to built – in biases.

* 출처
  • [자료 1], [자료 2]: 『Reimagining Better Health 2023』 부분 발췌 및 재구성

[자료 해석]

자료 1

미국에서는 의료 및 의학 분야의 인공 지능이 환자 치료 결과를 개선할 것으로 기대하는 사람이 절반 미만입니다.

질병을 진단하고 치료법을 추천하는 등의 목적으로 건강 및 의료 분야에서 인공 지능을 사용하는 것을 고려하고 있다고 답한 미국 성인의 비율은…

의료 서비스 제공자가 자신의 의료를 위해 그것을 의지한다면 그들은 어떻게 느낄 것인가

편안함 39 60 **불편함**
답변 없음 1

그것은 환자의 건강 결과로 이어질 것이다

더 좋아질 것 38 33 **더 나빠질 것**
답변 없음 2 27
별 차이가 없을 것

자료 2

인공 지능(AI)은 더 이상 미래에 대한 약속에 그치지 않습니다. 사실, 임상의 61%는 AI가 임상적 의사 결정을 지원할 수 있다고 믿습니다.

그러나 임상의 55%는 AI 기술이 아직 의료용으로 사용될 준비가 되지 않았다고 말하며, 58%는 AI 데이터를 신뢰하지 않는다고 말합니다. 16년 이상의 경력을 가진 임상의는 더욱 회의적인데, 67%는 AI를 신뢰하지 않습니다.

58%
임상의의 58%는 AI 데이터를 신뢰할 수 없다고 생각합니다.

AI가 의료용으로 사용될 준비가 되었다고 말하는 임상의 비율:

중국	66%
독일	58%
브라질	53%
인도	52%
뉴질랜드	43%
영국	35%
미국	29%
한국	28%

44%
임상의의 44%는 AI 기술에 내재된 편향이 있다고 믿습니다.

02 문제 요구 사항 확인 & 개요 작성

| **문항 1** |

[자료 1]의 응답 결과가 자료와 같이 나타난 원인을 추론하시오.

(1) 1차 해석
  • 의료 AI에 대해 60%가 불편할 것 같다고 응답
  • 의료 AI로 인한 효과에 대해 60%가 차이가 없거나 악화시킬 것이라 응답
  ➡ 의료 AI에 대해 불편함을 느낄 뿐만 아니라 효과에 대해서도 신뢰하지 않음
(2) 원인 설명
  • AI 기술 자체에 대한 낮은 접근성
  • AI 기술이 안정적으로 상용화 안 됨 → 경험 및 이해 부족
  • 의료 AI → 불안함 초래 가능
  ➡ AI 기술에 대한 부족한 경험이 의료 AI에 대한 인식에 부정적으로 영향을 미칠 가능성이 있음

| **문항 2** |

[자료 1]과 [자료 2]의 공통점과 차이점을 제시하시오.

(1) 1차 해석
  ① [자료 1] – 의료 AI에 대한 대중의 인식
    • 의료 AI에 대해 60%가 불편할 것 같다고 응답
    • 의료 AI로 인한 효과에 대해 60%가 차이가 없거나 악화시킬 것이라 응답
  ② [자료 2] – 의료 AI에 대한 의사들의 인식
    • 의료 AI에 대해 61%가 의학적 의사 결정에 도움이 될 것이라 응답
    • 그러나 58%는 AI 데이터에 신뢰하지 않고 44%는 데이터가 편향되어 있다고 응답

(2) 비교

① 공통점

의료 AI에 대해 대중과 의사들 모두 낮은 신뢰를 보임

② 차이점

- 낮은 신뢰를 보이는 대상
- 대중: 의료 AI 자체에 대해 신뢰가 낮음 – [자료 1]
- 의사들: 의료 AI에 대한 신뢰는 높지만 AI 데이터에 대해 신뢰가 낮음 – [자료 2]

| 문항 3 |

의료 AI가 도입되었을 때 나타날 수 있는 긍정적 효과와 부정적 효과를 구분하여 설명하시오.

(1) 긍정적 효과

- 빠른 진단과 효율적인 치료 계획 수립 가능
  의사는 의료 AI를 활용하여 진단 시간 단축 및 적절한 치료 계획 수립이 가능
  ➡ 환자의 이익 증가
- 의사의 업무 부담 완화
  COVID-19와 같이 환자가 급격하게 늘어나는 위기 상황에서 의사 보조가 가능

(2) 부정적 효과

- 오류 가능성
  예 AI 데이터의 편향 → 오진 가능성 있음
  ➡ 환자의 이익 저하, 환자의 생명 위협할 가능성이 있음
- 의료 AI와 관련된 새로운 윤리적 문제 발생
  예 의료 AI의 오진으로 인한 결과에 대해 누가 책임을 져야 하는가?(책임 소재)
  ➡ 의료 AI 환경에 기반한 새로운 윤리적 논의가 필요

03 예시 답안

| 문항 1 |

[자료1]은 의료 분야에서 AI를 도입하는 것에 대한 사람들의 반응을 보여 주고 있습니다. AI에 의존해 의료 서비스를 제공하는 것에 대해 전체 참여자의 60%가 불편할 것 같다고 응답하였습니다. 또한, AI에 기반한 의료 서비스가 환자의 건강에 미치는 영향에 대해 전체 참여자의 60%가 차이가 없거나 더 악화될 것이라고 응답하였습니다. 이를 통해 AI에 기반한 의료 서비스에 대해 사람들이 불편함을 느낄 뿐만 아니라 그 결과에 대해서도 크게 신뢰하지 않음을 알 수 있습니다.

이러한 결과가 나타나게 된 원인 중 하나로 AI 기술 자체에 대한 낮은 접근성을 들 수 있습니다. 최근 다양한 분야에서 AI 기술이 도입되고는 있으나 아직 안정적인 상용화 단계에는 이르지는 못했습니다. 이를 고려할 때 많은 사람들이 일상 생활에서 AI 기술을 직접 경험해 보지 못해 관련된 이해가 부족할 것으로 추측됩니다. 경험해 본 적 없는 AI 기술이 인간의 생명과 밀접하게 관련된 의료 분야에 사용되는 것은 사람들로 하여

금 불안함을 초래할 수 있습니다. 따라서 AI 기술과 관련된 부족한 경험이 의료 AI에 대한 사람들의 부정적인 인식에 영향을 주었다고 생각합니다.

| 문항 2 |

[자료 1]과 [자료 2]는 각각 의료 AI에 대한 대중과 의사들의 인식을 보여 줍니다. 먼저 [자료 1]을 보면, 전체 응답자의 60%가 AI에 기반한 의료 서비스 제공에 대해 불편함을 예상하고 있습니다. 또한, AI 의료의 결과와 관련해서도 전체 응답자의 60%가 차이가 없거나 오히려 환자의 건강을 악화시킬 것이라고 응답하였습니다. 한편, [자료 2]에 따르면 조사에 참여한 의사들의 61%가 의학적 의사 결정에 있어서 AI가 도움이 될 것이라고 보았습니다. 그러나 AI 데이터에 대해서는 신뢰하지 않거나 편향이 내재되어 있다고 생각한다는 응답이 각각 58%와 44%를 차지하였습니다.

이를 바탕으로 볼 때, 의료 AI에 대해 대중과 의사들 모두 낮은 신뢰를 갖고 있다고 볼 수 있습니다. 그러나 낮은 신뢰를 보이는 대상에 있어서 차이를 보입니다. 대중의 경우 [자료 1]을 통해 알 수 있듯 의료 AI 자체에 대한 신뢰가 낮음을 알 수 있습니다. 이와 달리 의사들의 경우 [자료 2]를 통해 알 수 있듯 의료 AI 그 자체보다는 AI 데이터에 대한 신뢰가 낮음을 알 수 있습니다. 즉, 대중과 달리 의사들은 의료 AI가 가져올 이점에 대해서는 인정하나 AI가 활용하는 의학적 데이터들이 편향되어 잘못된 결과를 도출할 것을 우려한다고 볼 수 있습니다.

| 문항 3 |

의료 AI가 도입되었을 때 예상되는 긍정적인 효과로 먼저 빠른 진단과 효율적인 치료 계획 수립이 가능하다는 것을 제시할 수 있습니다. 의료 AI를 적절하게 활용한다면 의사는 환자의 질병을 진단하는 시간을 단축할 수 있으며, 환자의 증상과 상황에 적합한 효율적인 치료 계획을 수립할 수 있습니다. 이러한 과정을 통해 결과적으로 환자의 이익을 증가시킬 수 있을 것입니다. 더불어 의료 AI의 도입은 의사의 업무 부담을 줄여줄 수 있다는 점에서도 긍정적입니다. 특히, 코로나19 상황과 같이 환자의 수가 급격하게 늘어나는 위기 상황에서 의료 AI는 의사의 업무를 보조하여 의사의 업무 부담을 완화하는 데 도움을 줄 수 있습니다.

한편, 의료 AI의 도입으로 예상되는 부정적인 효과로 오류 가능성을 들 수 있습니다. 예를 들어, 의료 AI가 학습한 데이터가 편향되어 있을 경우 환자에 대한 부정확한 진단을 내릴 가능성이 있습니다. 이로 인해 환자의 이익이 저하될 수 있으며 극단적으로는 환자의 생명을 위협할 수 있습니다. 또한, 의료 AI와 관련된 새로운 윤리적 문제가 발생할 수 있습니다. 예컨대, 의료 AI의 오진으로 환자에게 피해가 발생하였을 경우 책임 소재와 관련된 윤리적 문제가 발생할 수 있습니다. 이에 대해 적절하게 대처하기 위해서는 의료 AI 환경에 기반한 적절한 윤리적 논의가 필요합니다.

1. 의료 AI가 의사를 대체할 수 있다고 생각하는가?

2. AI 기술이 적극적으로 활용될 수 있는 의료 분야에는 무엇이 있다고 생각하는가?

3. 환자가 AI를 너무 신뢰하여 의사의 진단을 따르지 않는다면 의료인으로서 어떻게 대처할 것인가?

05 관련된 읽기 자료

📖 더 읽어보기

[의료 분야에서 인공지능 도입과 윤리적 문제]

4차 산업 혁명의 영향으로 의료 영역에서도 환자의 건강을 증진하고자 하는 목적으로 인공 지능 기술을 활용하는 시도들이 나타나고 있다. 대표적으로 '왓슨(Watson for Oncology)'을 들 수 있다. 왓슨은 2016년 한국에서 의료 진단에 최초로 도입한 인공 지능 시스템으로, 암 환자에게 최적의 치료법을 제시하기 위해 고안되었다. 왓슨은 환자의 진료 기록을 확인하고, 이와 관련한 방대한 의학적 전문 지식을 기반으로 현재 환자 상태에 가장 적절한 치료법을 의사에게 추천한다. 이를 기반으로 의사는 최종적으로 환자를 어떻게 치료할 것인지를 결정한다. 이 밖에도 인공 지능 기술을 통해 환자의 유전자 정보와 증상에 부합하는 맞춤형 진단과 치료 방법을 제공하는 것이 가능할 것이라는 예측도 존재하며, 극단적으로는 인공 지능을 탑재한 로봇 의사가 진료와 진단 및 처치까지 하게 될 것이라고 주장하는 학자도 존재한다. 이를 통해 의료 분야에서 인공 지능 기술이 활용되는 범위는 점점 확대될 것으로 예상할 수 있다.

이러한 상황에서 인공 지능 기술이 환자의 건강 증진이라는 본래 목적에 부합하는 방향으로 사용되기 위해서는 인공 지능 기술의 도입으로 발생할 수 있는 윤리적 문제들을 검토할 필요가 있다. 인공 지능 기술 도입으로 인한 윤리적 문제는 크게 의료 연구에서 예상되는 문제와 의료 현장에서 예상되는 문제로 나누어 살펴볼 수 있다. 먼저, 전자와 관련하여 인공 지능의 알고리즘을 훈련시키는 데 사용되는 데이터의 대표성과 윤리성 문제가 있다. 현재 대표적인 인공 지능의 알고리즘으로 사용되는 의료 데이터는 백인성의 비율이 과도하게 높다. 따라서 이러한 데이터로 훈련된 인공 지능 기술을 다양한 인종에게 적용할 수 있는가라는 문제가 제기되고 있다. 또한, 데이터 수집에 있어 개인 정보 보호와 관련된 윤리적 문제가 발생할

수 있다. 인공 지능의 학습을 위해 수집되고 있는 방대한 데이터의 경우 어떤 목적과 조건 하에서 이용될 것인지 경계를 정하기가 어려울 뿐만 아니라, 수집된 데이터는 또다른 데이터 세트와 연결되어 무한대로 이용될 가능성이 있다. 즉, 데이터 제공자가 동의한 범위를 넘어서서 수집된 데이터가 의료 발전이라는 목적하에 무분별하게 사용될 수 있다.

의료 현장과 관련된 윤리적 문제들은 인공 지능 기술을 어떤 용도로 사용할 것인지에 따라 다양하게 나타날 수 있다. 그중 하나로 기존에 의사가 가지고 있던 의학적 권위가 인공 지능으로 이동되는 문제를 들 수 있다. 의사의 업무를 보조하기 위해 도입된 인공 지능 시스템이 의료적 결정에서 중심적인 역할을 하게 된다면, 기존의 의사와 환자 관계를 변화시키고 불필요한 혼란을 초래할 수 있다. 이를 고려할 때 AI 시대에 인간 의사의 역할과 의미에 대한 고찰이 필요하다. 이밖에도 임상 현장에서 진단 목적으로 인공 지능을 사용하는 것에 대해 환자에게 사전 동의를 받아야 하는지 여부, 인공 지능의 알고리즘을 의무적으로 공개하도록 해야 하는지 등의 문제가 임상 현장에서 발생할 수 있다는 점을 알아두어야 하겠다.

부산 대학교 출판 문화원, 『생명의료윤리』, p.98~114 참고

3 문제 해결 및 상황 판단 (의료 영역)

01 제시문 내용 확인

제시문

당신은 행실이 바르고 성적이 우수하여 학교의 많은 선생님들이 칭찬하는 학생(주체)이다. 그런 당신에게 교사 A는 일주일 뒤 대학 입학에 필요한 추천서를 써 주겠다고 약속하였으며, 내일이 추천서를 받기로 약속한 날이다. 그런데 어제 당신과 같은 반 학생 B가 문제를 일으켜 교사 A가 훈육하던 중 학생 B가 교사 A를 폭행하고 욕설을 퍼부었다(문제 1). 이에 크게 상처 입은 교사 A는 학생들에 대한 두려움과 자신의 직업에 관한 회의감에 오늘 학교에 결근하였다. 당신은 아직 추천서를 받지 못하였으며(문제 2), 교사 A의 추천서만 믿고 있었기 때문에 다른 선생님들에게는 따로 추천서를 부탁해 두지 않은 상황이다.

* 출처: 제시문 자체 제작

02 문제 요구 사항 확인 & 개요 작성

문항 1

당신은 학생 B의 행동에 대해 어떻게 생각하는가? 그 이유는 무엇인가?

(1) 학생 B의 행동 평가 방향성

교사에게 욕설, 폭행을 가함 → 문제가 있음

(2) 근거

① 윤리적으로 부도덕한 행동임

어떤 이유에서든 타인에게 위해를 가하는 행동은 도덕적으로 용인할 수 없음

➡ B의 행동은 타인에게 위해를 가한 부도덕한 행동으로 볼 수 있음

② 권리의 측면에서 교권 침해 행동임

• 교사는 학생을 가르칠 권리를 가짐

• B는 교사의 훈육을 무시하고 욕설과 함께 폭행을 가함

➡ B의 행동은 교권을 침해한 문제 행동으로 볼 수 있음

문항 2

당신은 교사 A에게 추천서를 써 달라고 부탁하겠는가? 부탁하겠다면 혹은 부탁하지 않겠다면 그 이유는 무엇인가?

(1) 부탁하겠다

① 추천서 부탁을 통해 교사 A에게 자연스레 위로 전달 가능

• 현재 A는 직업에 대한 회의와 학생에 대한 두려움을 느끼고 있음

• A에게 위로를 건네기 위해 연락 → A가 교사로서 자신이 무기력하다고 느낄 가능성 있음

• 추천서 부탁 → 교사 A의 무기력함을 자극하지 않고 위로를 건넬 수 있는 좋은 구실

➡ A의 심리를 자극하지 않고 위로를 건네기 위해 추천서 작성을 부탁하겠음

② 지원한 대학의 입학을 위해 추천서 부탁 필요

• 추천서는 대학 입학에 필요한 서류이며 A의 약속을 믿고 다른 선생님께 추천서를 부탁하지 않음

• A가 추천서를 써 주지 않는다면 대학에 합격할 확률이 낮아짐

➡ 지원한 대학에 합격하기 위해 추천서 작성 부탁이 필요

(2) 부탁하지 않겠다

① 교사 A에게 부탁하지 않고도 추천서를 받을 수 있음

• 평소 올바른 행실과 우수한 성적으로 다른 선생님과 신뢰 관계를 형성

• 교사 A의 상황은 동료 교사에게 공감과 안타까움을 불러일으킴

• 다른 교사에게 갑자기 추천서를 부탁하는 이유를 설명한다면 추천서를 받을 가능성이 있음

➡ 다른 방법으로 추천서를 받을 수 있기 때문에 A에게 부탁하지 않겠음

② 교사 A에게 정서적으로 회복할 시간 마련

• 현재 A는 학생에게 폭행당해 정서적 어려움을 겪고 있음

• A에게 추천서를 부탁하기 위해 연락한다면, A가 안정을 취할 시간을 방해할 가능성이 있음

➡ A가 정서적으로 회복하도록 돕기 위해 A에게 부탁하지 않겠음

문항 3

만약 당신이 교사 A에게 추천서를 부탁하기로 했다면 어떻게 말하겠는가? 면접관이 교사 A라고 가정하고 말해 보시오.

(1) 소통 방향

• A의 입장을 헤아리면서 소통

• A는 학생에게 폭행당해 정서적으로 어려움 느끼고 있음

• A의 상황을 고려하지 않고 부탁의 내용만 강조 → 이기적 태도, A의 고통 가중

➡ A의 입장을 이해하고 위로의 말을 건네면서 추천서 작성 부탁

(2) 소통 내용

• A의 입장을 헤아려 A에게 위로가 될 수 있는 말을 전달

• 부탁의 내용과 이유를 분명하게 전달

예 선생님이 안 계셔서 학교가 너무 조용해요. 학교로 꼭 돌아오세요. 선생님, 죄송하지만 ○○대 추천서 작성 부탁드려요.

03 예시 답안

문항 1

제시된 상황에서 학생 B는 자신이 일으킨 문제에 관해 훈육하던 교사 A를 폭행하고 욕설을 퍼부었습니다. 저는 이러한 B의 행동에 문제가 있다고 생각합니다. 먼저, 윤리적인 측면에서 B의 행동은 도덕적으로 바람직하지 않기 때문입니다. 어떤 이유에서든 타인에게 해를 가하는 행동은 도덕적으로 용인될 수 없습니다. 따라서 폭행과 욕설로 A에게 위해를 가한 B의 행동은 기본적인 도덕 원칙에 어긋난 부도덕한 행동이라고 할 수 있습니다.

또한, 권리의 측면에서 B의 행동은 A의 교권을 침해했다는 점에서 문제가 있습니다. 교사는 학생들을 적절하게 가르칠 권리를 가지고 있습니다. 이에 근거해 A는 B가 일으킨 문제 상황과 관련하여 훈육을 실시하였습니다. 그러나 B는 훈육을 받아들이지 않고 오히려 A에게 욕설과 함께 폭행을 가했습니다. 따라서 B의 행동은 A의 교권을 침해한 문제 행동이라고 볼 수 있습니다.

[부탁하겠다고 선택한 경우]

저는 교사 A에게 추천서를 써 달라고 부탁할 것입니다. 추천서를 써달라는 부탁과 함께 A에게 자연스럽게 위로의 말을 전할 수 있기 때문입니다. 현재 A는 지도하던 학생에게 폭행을 당해 학생들에 대해 두려움을 느끼고 있는 상태입니다. 이때 추천서를 써 달라는 부탁은 학생으로서 A의 심리를 자극하지 않고 연락을 취할 수 있는 좋은 구실이 될 수 있습니다. 따라서 A의 심리 상태를 자극하지 않고 자연스럽게 위로를 건네기 위해 추천서를 써 달라는 부탁을 할 것입니다.

또한, 원하는 대학에 입학하기 위해서라도 A에게 추천서 작성을 부탁할 것입니다. 추천서는 지원한 대학에 합격하기 위해 필요한 서류 중 하나입니다. 현재 A와의 약속만을 믿고 다른 선생님께 따로 추천서를 부탁해 두지 않은 상황입니다. 이를 고려할 때 A에게 추천서를 받지 못한다면 원하는 대학에 합격하지 못할 확률이 높습니다. 따라서 지원한 대학에 합격하기 위해서라도 A에게 추천서 작성을 부탁할 것입니다.

[부탁하지 않겠다고 선택한 경우]

교사 A에게 추천서를 써 달라고 부탁하지 않을 것입니다. A에게 부탁하지 않고도 추천서를 받을 수 있기 때문입니다. 저는 평소 올바른 행실과 우수한 성적으로 많은 선생님과 신뢰 관계를 맺고 있는 학생입니다. 또한, A가 결근한 상황은 동료 교사에게 공감과 안타까움을 불러일으켰을 것이라고 추측됩니다. 이를 고려할 때 다른 선생님께 양해를 구하면서 갑작스럽게 추천서 작성을 부탁드리는 이유를 설명한다면 추천서를 받을 확률이 높습니다. 따라서 다른 방법으로 추천서를 받을 수 있기 때문에 A에게 추천서 작성을 부탁하지 않을 것입니다.

또한, 교사 A의 심리적 어려움을 고려할 때 추천서를 써 달라는 부탁을 하지 않을 것입니다. 현재 A는 학생 B에게 폭행을 당해 직업에 대한 회의감과 학생들에 대한 두려움을 느끼고 있는 상황입니다. 이런 상황에서 추천서 작성을 부탁하기 위해 연락을 취한다면, A는 안정을 취할 시간을 방해받을 것입니다. 따라서 A에게 심리적으로 회복될 시간을 마련해 주기 위해서라도 추천서를 써 달라고 부탁하지 않을 것입니다.

| 문항 3 |

교사 A에게 추천서 작성을 부탁하기로 결정했다면, 저는 A의 입장을 헤아리면서 소통할 것입니다. 현재 A는 훈육하던 학생에게 욕설과 함께 폭행을 직업에 대한 회의를 느낄 뿐만 아니라 학생들에 대해 두려움을 느끼고 있을 것입니다. 깊은 좌절감을 경험하고 있는 A의 입장을 배려하지 않고 부탁의 내용만을 강조하는 것은 이기적인 태도이며, 이는 A의 심적 고통을 가중할 것입니다. 따라서 저는 A의 심정을 이해하고 위로를 건네면서 추천서 작성을 부탁할 것입니다. 구체적으로 저는 A에게 문자나 이메일로 다음과 같이 말할 것입니다.

"선생님. 안녕하세요. 저 ○○반 ○○이에요. 오늘 결근하셨다는 소식 들었어요. 수업 때마다 활기찬 목소리로 잠을 깨워 주시던 선생님이 안 계시니까 학교가 너무 조용해요. 다른 친구들도 선생님이 안 계셔서 너무 허전하대요. 그러니까 편하게 푹 쉬시고 학교로 꼭 돌아오세요. 그리고 죄송하지만 부탁 하나 드려도 될까요? 다름이 아니라 지난번 약속하신 추천서 제출 기한이 얼마 남지 않아서요. ○○대 추천서 작성 부탁드립니다. 선생님, 쉬셔야 하는데 이런 부탁까지 드려서 죄송해요. 그럼 편안한 하루 보내시고 다음에 학교에서 꼭 봬요."

04 가능한 추가 질문

1. 학생으로서 교권 침해 상황을 목격했을 때, 어떻게 대처할 것인가?

2. 교권 침해 해결 방안을 개인적 차원과 제도적 차원으로 나누어서 제시하시오.

3. 교권 침해 예방을 위해 교실 내 CCTV를 설치하는 것에 대해 어떻게 생각하는가?

4. 매일 자신을 학대하는 교사나 보호자를 경찰에 신고하려는 아동이 있다면, 이러한 아동은 어떠한 태도로 대해야 할지 미래의 의료인의 관점으로 본인의 생각을 제시하시오.

01   제시문 내용 확인

제시문

환자 A는 8년 전 제2형 당뇨병 진단을 받은 53세 여성이다. 약 2년 전 당뇨병성 신장병증이 발병하였고, 환자 A는 주 3회 혈액 투석을 받기 위해 오랫동안 근무해 왔던 직장에서 퇴직 후 현재까지 병원에 통원하고 있다. 그런데 오늘 환자 A는 최근 투석 중단을 고려하고 있다는 자신의 의사를 밝혀 왔다. 그녀의 의사 결정 능력에는 문제가 없으며(의사 결정 능력), 한 번 시행하면 4~5시간이나 걸리는 혈액 투석 과정이 너무 고통스럽고, 투석을 위한 션트 수술에 이미 세 번이나 실패한 경험이 있기 때문(의사 결정 이유)이라고 말하면서 앞으로 션트가 실패하면 투석을 중단하겠다는 의사를 전하였다(환자의 의사).

이에 당신은 환자 A를 담당하던 인턴 B, 그리고 다른 의료진들과 더불어 환자 A의 투석 중단 의사에 대해 어떻게 답해야 할 것인지에 대한 회의를 진행하였다. 인턴 B는 환자 A의 아버지도 동일한 질환을 앓았으며, 투석을 중단하고 약 10일 뒤 사망했다는 사실까지 그녀가 인지하고 있다고 말하였다. 또한, 환자 A가 남편과의 사이가 원만하지 않고 아들은 최근 집에서 독립해 살고 있다는 정보를 확인하였다. 한편, 다른 의료진들과 당신은 환자 A가 혈액 투석을 유지한다면 향후 최소 10년간 생존할 수 있다는 의학적 소견에 동의(환자의 이익)하였다.

* 출처: 제시문 자체 제작

02   문제 요구 사항 확인 & 개요 작성

| 문항 1 |

당신은 환자 A의 투석 중단 의사를 받아들이고 투석을 중단하겠는가? 그렇다면 혹은 그렇지 않다면 그 이유는 무엇인가?

(1) 확인 가능한 정보
- 환자 의사: 앞으로 션트가 실패하면 투석을 중단
- 의사 결정 이유: 혈액 투석 과정시의 고통, 반복된 션트 수술의 실패
- 의사 결정 능력: 문제 없음
- 투석 중단의 이익과 문제: 투석으로 인한 고통에서 벗어날 수 있음 / 수일 내 사망 가능성 있음
- 투석 유지의 이익과 문제: 투석으로 인한 고통 지속 / 최소 10년간 생존 가능

(2) 받아들이겠다
  ① 환자의 의사 결정 존중
   - 자율성 존중의 원칙
   - 환자는 의사 결정 능력 문제 없음, 치료에 관한 정보 인지 함, 강요나 타인의 자율성 침해 없음
   ➡ 자율성 원칙에 근거하여 환자의 의사를 존중할 필요가 있음
  ② 환자의 이익 보장
   - 환자에게 최선의 이익이 되는 것이 무엇인지 적절히 선택할 수 있는 사람은 환자 본인임
   - 환자의 자율성을 존중하지 않는 것 자체가 환자의 이익 감소를 초래할 수 있음
   ➡ 환자의 이익을 보장하기 위해 환자의 의사를 수용할 필요 있음

(3) 받아들이지 않겠다
  ① 환자에게 최선의 이익 보장
   - 선행의 원칙
   - 투석 중단 → 투석으로 인한 고통에서 벗어날 수 있음 / 수일 내 사망 가능
   - 투석 유지 → 투석으로 인한 고통 지속 / 최소 10년간 생존 가능
   - 투석 유지가 환자에게 최선의 이익을 보장한다고 볼 수 있음
   ➡ 환자에게 최선의 이익을 보장하기 위해서라도 환자의 의사를 수용하지 않겠음
  ② 투석의 고통이 환자의 의사 결정에 끼친 부정적인 영향
   - 환자는 의사 결정 능력에 문제 없음
   - 그러나 투석으로 인한 고통 → 환자에게 신체적·정신적으로 부정적 영향 끼침
   - 이로 인해 평소라면 하지 않았을 결정을 했을 가능성이 있음
   - 투석 유지가 환자에게 최선의 이익 보장한다고 볼 수 있음
   ➡ 투석의 고통으로 환자의 의사가 왜곡되었을 가능성이 있기에 수용하지 않겠음

| 문항 2 |

만약 의료진 회의 결과 환자 A의 투석을 유지해야 한다는 결론이 내려졌다면, 당신은 환자 A에게 이 소식을 어떻게 전달할 것인가? 그 과정을 제시하고 이유를 설명하시오.

(1) 소통 과정의 방향성
   정서적 공감, 이성적 설명, 설득의 3단계
(2) 소통 과정의 3단계
  ① 환자의 고통 공감
   - 현재 환자는 투석으로 인해 극심한 고통을 경험하고 있으며 가족에게 의지 불가 → 고립감

- 의사가 환자의 고통 이해·공감 부재할 시 → 투석 치료와 관련된 환자의 고립감 심화
  ➡ 환자의 고통에 공감하여 편안한 대화가 가능한 분위기를 조성할 필요가 있음
② 투석 유지 결정 이유 설명
  투석 유지 이유를 자세히 설명하여 환자가 자신의 결정을 바꿀 수 있도록 노력해야 함. 특히, 투석 유지를 결정할 때, 환자의 안녕과 이익을 최우선으로 고려했음을 강조
③ 설득
  환자는 투석으로 인해 극심한 고통 경험 → 단기간에 설득 불가
  ➡ 충분한 시간을 갖고 환자에게 투석을 유지할 필요가 있음을 설득

03 예시 답안

문항 1

[환자의 의사를 받아들이겠다고 선택한 경우]

저는 환자 A의 투석 중단 의사를 받아들일 것입니다. 치료에 관한 환자의 의사 결정을 존중해야 하기 때문입니다. 현재 환자는 의사 결정 능력에 문제가 없으며, 투석 중단 시 발생할 수 있는 문제에 대해서 인지하고 있는 상황입니다. 더불어 누군가의 강요가 없는 상황에서 자유롭게 투석 중단 의사를 밝히고 있으며, 이러한 결정이 다른 사람의 자율성을 침해하고 있지 않습니다. 따라서 A의 결정은 자율성 존중의 원칙에 근거해 존중받아야 하기 때문에 환자의 의사를 받아들일 것입니다. 또한, 환자의 이익을 보장하기 위해서라도 환자의 의사를 받아들일 필요가 있습니다. 환자에게 최선의 선택지가 무엇인지 적절하게 판단할 수 있는 사람은 환자 본인입니다. A는 투석을 받으면서 겪는 고통과 투석을 중단할 시 마주하게 될 결과뿐만 아니라 외부인이 쉽게 알 수 없는 자신의 가치관이나 사적인 요인들을 고려해 투석 중단을 결정하였을 것입니다. 이를 고려할 때 환자의 의사 결정을 받아들이지 않는 것 자체가 환자의 이익을 감소시킬 수 있습니다. 따라서 환자의 입장에서 판단된 최선의 이익을 보장하기 위해서라도 환자의 의사 결정을 수용할 것입니다.

[환자의 의사를 받아들이지 않겠다고 선택한 경우]

저는 환자 A의 투석 중단 의사를 받아들이지 않을 것입니다. 투석을 중단하지 않는 것이 환자에게 최선의 이익을 보장하기 때문입니다. 현재 환자가 투석을 중단하게 된다면 투석으로 인한 고통은 받지 않겠지만 수일 내로 사망할 가능성이 있습니다. 그러나 투석을 중단하지 않는다면 투석으로 인한 고통은 발생하겠지만 환자는 최소 10년간 생존할 수 있습니다. 이를 고려할 때 후자의 선택지가 환자에게 최선의 이익을 보장한다고 볼 수 있습니다. 따라서 선행의 원칙에 근거하여 A의 선택

을 수용하지 않을 것입니다.

또한, 투석의 고통이 환자의 의사 결정에 영향을 미쳤을 가능성을 고려할 때 환자의 의사를 받아들이지 않을 것입니다. 현재 환자는 의사 결정 능력에 문제를 가지고 있지 않으며 투석 중단할 경우 발생할 문제에 대해서도 인지하고 있습니다. 그러나 투석으로 인한 극심한 고통은 신체적으로나 정서적으로 환자에게 부정적인 영향을 끼쳤을 가능성이 있으며, 이로 인해 환자는 평상시라면 하지 않았을 결정을 했을 가능성이 있습니다. 따라서 투석으로 발생한 고통이 환자의 의사를 왜곡시켰을 가능성을 고려하여 환자의 의사를 수용하지 않을 것입니다.

문항 2

저는 환자에게 투석을 유지해야 한다는 결론을 크게 3단계의 과정을 통해 전달할 것입니다. 첫 번째 단계에서는 환자가 현재 겪고 있는 고통에 공감을 표현할 것입니다. 현재 환자는 투석으로 인해 심한 고통을 느끼고 있을 뿐만 아니라 본인의 고통과 관련해 다른 가족에게 의지할 수 없는 고립된 상황입니다. 이를 고려하지 않고 투석을 유지해야 한다는 말만 전달한다면 환자는 의사에게도 고통을 이해받지 못했다는 사실에 더 심한 고립감을 느낄 것입니다. 따라서 환자의 입장을 이해하고 이에 공감을 표현해 편안한 대화가 가능한 분위기를 조성할 것입니다.

다음으로 두 번째 단계에서는 투석을 유지해야 하는 이유에 대해서 분명하게 전달할 것입니다. 투석 유지를 결정한 이유를 설명하지 않는다면 환자는 의료진의 결정에 납득하지 못할 확률이 높습니다. 따라서 투석을 유지해야 하는 이유를 자세히 설명해 투석 중단을 고민하는 환자가 자신의 의사를 바꿀 수 있도록 노력할 것입니다. 이 과정에서 투석 유지를 결정한 이유로 환자의 안녕과 이익을 최우선으로 고려했다는 점을 강조하여, 환자가 투석에 대해 다시 생각해 볼 수 있도록 할 것입니다.

마지막으로 세 번째 단계에서는 충분한 시간을 갖고 환자를 설득할 것입니다. 현재 환자는 투석과 반복된 션트 수술의 실패로 극심한 고통을 경험하고 있습니다. 이를 고려할 때 투석이 필요한 이유를 설명한다고 하더라도 환자는 자신의 의사를 단기간에 바꾸지 않을 가능성이 있습니다. 따라서 충분한 시간을 갖고 환자에게 투석을 유지할 필요가 있음을 설득할 것입니다.

1. '환자의 생명'과 '환자의 삶의 질' 중에서 의료인이 우선 고려해야 하는 사항은 무엇인지 본인의 견해를 밝히시오.

2. 큰 고통이 수반되는 치료가 환자에게 필요하다고 진단하였을 때, 의료인으로서 환자에게 이를 어떻게 설득할 수 있는가?

3. 의료인으로 치료 계획을 설정할 때 환자가 감내해야 하는 고통을 중요한 결정 요소로 설정할 수 있다고 생각하는가?

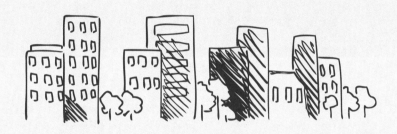

배우기만 하고 생각하지 않으면 얻는 것이 없고,
생각만 하고 배우지 않으면 위태롭다.

– 공자 –

좋은 책을 만드는 길, 독자님과 함께하겠습니다.

2025 의대 인적성 면접 MMI 최종 모의 평가

초 판 발 행	2024년 09월 05일 (인쇄 2024년 07월 30일)
발 행 인	박영일
책 임 편 집	이해욱
저 자	김윤환
편 집 진 행	이미림 · 김하연 · 박누리별 · 백나현
표지디자인	김지수
편집디자인	김예슬 · 곽은슬
발 행 처	(주)시대에듀
출 판 등 록	제10-1521호
주 소	서울시 마포구 큰우물로 75 [도화동 538 성지 B/D] 9F
전 화	1600-3600
팩 스	02-701-8823
홈 페 이 지	www.sdedu.co.kr

I S B N	979-11-383-7247-3 (43510)
정 가	35,000원